162

Anaesthesiologie und Intensivmedizin
Anaesthesiology and Intensive Care Medicine

vormals „Anaesthesiologie und Wiederbelebung"
begründet von R. Frey, F. Kern und O. Mayrhofer

Herausgeber:
H. Bergmann · Linz (Schriftleiter)
J.B. Brückner · Berlin   M. Gemperle · Genève
W.F. Henschel · Bremen   O. Mayrhofer · Wien
K. Meßmer · Heidelberg   K. Peter · München

G. H. Meuret

Pharmakotherapie in der Reanimation nach Herz-Kreislauf-Stillstand

Untersuchungen an Hunden und
an isolierten Meerschweinchenherzen

Mit 55 Abbildungen und 10 Tabellen

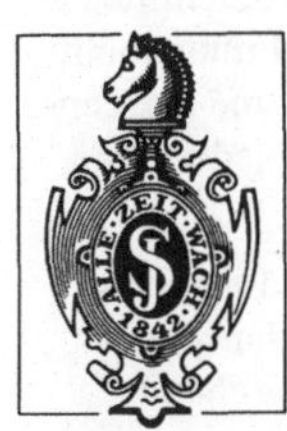

Springer-Verlag
Berlin Heidelberg New York Tokyo 1984

Priv.-Doz. Dr. med. Gerhard Hans Meuret
Institut für Anaesthesiologie
der Universitäts-Kliniken Freiburg
Albert-Ludwigs-Universität
Hugstetterstr. 55
7800 Freiburg i. Brsg.

ISBN-13:978-3-540-12978-3   e-ISBN-13:978-3-642-69431-8
DOI: 10.1007 /978-3-642-69431-8

CIP-Kurztitelaufnahme der Deutschen Bibliothek
Meuret, Gerhard: Pharmakotherapie in der Reanimation nach Herz-Kreislauf-
Stillstand: Unters. an Hunden u. an isolierten Meerschweinchenherzen /
G. H. Meuret — Berlin; Heidelberg; New York; Tokyo: Springer, 1984
(Anaesthesiologie und Intensivmedizin; 162)
ISBN-13:978-3-540-12978-3

NE: GT

Satz: Elsner & Behrens GmbH, Oftersheim

2119/3140-543210

Meiner Frau Carola gewidmet

Vorwort

Lebensrettung aus akuten Notfällen erfordert Entschlossenheit und
rasches Handeln, aber auch ein wissenschaftlich stichfestes Konzept;
dies gilt für die manuellen Methoden der Reanimation und ebenso für
den Einsatz von Medikamenten bei der Herz-Kreislauf-Wiederbelebung.

Mit der Entdeckung und Entwicklung einer breiten Palette herz-
wirksamer Medikamente wurden aber (aus mehr oder weniger theoretischen Überlegungen) auch zur Behebung des akuten Herzstillstands
Medikamente empfohlen, deren Nutzen bei dieser speziellen Indikation
nicht ausreichend erwiesen war.

Mein Mitarbeiter G. Meuret hat sich die Aufgabe gestellt, hier Klar-
heit zu schaffen. Mit sehr sorgfältigen, umfassenden und aufwendigen
hämodynamischen und metabolischen experimentellen Untersuchungen
konnte er nachweisen, daß die α-sympathikomimetische Stimulation
für die Wiederherstellung der Koronarperfusion unentbehrlich ist und
Adrenalin alle anderen Katecholamine an Effizienz übertrifft; daß der
Azidoseausgleich maßgerecht erfolgen sollte und ein Zuviel nachteiliger
ist als ein Zuwenig; und daß die Gabe von Kalzium eher schädlich ist
als nützlich, ja daß vielmehr die Gabe von Kalziumantagonisten eine
Zukunft hat — nicht nur zur Protektion des Herzens, sondern auch des
Gehirns.

Seit der ersten Bekanntgabe sind diese Ergebnisse ungewöhnlich
rasch aufgegriffen und vielerorts bereits in die Empfehlungen für Erste-
Hilfe-Maßnahmen übernommen worden — wie wir hoffen, zum Nutzen
unserer Patienten!

Freiburg i. Br., September 1983   Prof. Dr. K. Wiemers

Geleitwort

Die pharmakotherapeutischen Maßnahmen bei der Reanimation nach Herzstillstand gründen sich auf experimentelle und klinische Erfahrungen. Bisher sind jedoch die gebräuchlichen Verfahrensweisen weder hinsichtlich der Azidosebekämpfung noch im Hinblick auf die Anwendung von Sympathomimetika befriedigend gesichert. Die den klinischen Empfehlungen zugrundeliegenden Erkenntnisse sind vielmehr überraschend spärlich und kaum belegt.

Neuere Erkenntnisse, vor allem über die Bedeutung des transmembranären Kalziumeinstroms und über die myokardiale Zellintegrität in der Ischämie und in der Reperfusion erfordern es, daß die bisherigen Empfehlungen noch überdacht werden.

Herr Priv.-Doz. Dr. G. Meuret hat sich diese Aufgabe gestellt. Seine experimentellen Arbeiten, die er in dieser Monographie vorstellt, haben ebenso klare wie bemerkenswerte Ergebnisse gebracht:

Die Azidose besitzt gewisse myokardprotektive Wirkungen. Wasserstoffionen hemmen den transmembranären Kalziumeinstrom, so daß das Eintreten einer Azidose im Herzstillstand einen gewissen Schutz gegenüber der kalziumbedingten Myokardzellzerstörung in der Phase der Reperfusion bedeutet. Der Ausgleich einer Azidose hat daher mit Vorsicht zu erfolgen, denn Alkalose ist unter Umständen deletär und kann zu dauerhaften, irreparablen Zellschäden führen. Diese Annahme wird in den Experimenten von G. Meuret sehr gut belegt. Er gibt gut fundierte Anweisungen für das therapeutische Vorgehen und die Dosierung von Puffersubstanzen.

Sympathomimetika werden in der Reanimation unter der Vorstellung gegeben, daß eine Verstärkung der Kontraktionskraft des Myokards eine Besserung der Kreislaufleistung herbeiführen könne. Unter der β-mimetischen Wirkung wird jedoch der Kalziumeinstrom in die Zelle verstärkt und damit potentiell die Zellintegrität gefährdet. Bisher wurden Isoprenalin bzw. Orciprenalin für die Reanimation empfohlen. Die Wirksamkeit dieser β-Mimetika steht außer Frage, jedoch ist ihre Eignung für die Situation der Reanimation bisher nicht belegt. Wohl aber sind Myokardzellzerstörungen unter beiden Substanzen beobachtet worden. Ihre Anwendung ist heute nicht mehr vertretbar. Das Sympathomimetikum der Wahl ist nach den heutigen Erkenntnissen vielmehr das Adrenalin mit ausgewogener β- und α-mimetischer Wirkung. Die β-mimetische, also inotrope Wirkung wird sinnvoll durch die α-mimetische, also die vasokonstriktorische Wirkung ergänzt.

Kalzium, in der Vergangenheit unter der Vorstellung kontraktions-
fördernder Wirkungen verabreicht, ist streng kontraindiziert. Möglicherweise werden sogar Kalziumantagonisten in der Reanimation eine
neue Indikation finden, nämlich zur Bewahrung der Zellintegrität in
der Reperfusion.

Die sehr umfassenden, sehr gut geplanten und konsequent ausge-
führten tierexperimentellen Untersuchungen von G. Meuret liefern
gute, überzeugende und tragfähige Hinweise für die Pharmakotherapie
in der Reanimation. Die Erfahrungen aus der Kardioplegie und Myokardprotektion in der Herzchirurgie bestätigen die Richtigkeit seiner
Annahmen und die Bedeutung seiner experimentellen Ergebnisse.

Ich bin der Ansicht, daß hier eine wichtige Arbeit vorgelegt wird,
die das Interesse der Internisten, Kardiologen, Anästhesiologen und
Chirurgen finden wird. Die Notfall- und Intensivmedizin wird diese
Arbeit mit großem Interesse zur Kenntnis nehmen und die Ergebnisse
alsbald in die praktische Medizin übernehmen.

Freiburg i. Br., September 1983   Prof. Dr. H. Just

Danksagung des Autors

Besonderer Dank gilt der Fa. Goedecke, Freiburg, die für insgesamt 4 Monate ein Laboratorium zur Verfügung gestellt hat. Herr Dr. Steinbrecher und Herr Dr. Fritschi (Fa. Goedecke) haben das Vorhaben mit Rat und Tat unterstützt. Frau Schmidt-Wand und Frau Roth (Fa. Goedecke) danke ich für vorzügliche Assistenz.

Folgenden Firmen, die mir für die vorliegende Studie leihweise Geräte überlassen haben, möchte ich danken: Fa. AVL, Bad Homburg; Fa. Hellige, Freiburg; Fa. H. Sachs, Hugstetten bei Freiburg; Fa. Dräger, Lübeck; Fa. Tönnies, Freiburg und Fa. Bürotechnik Burkhardt, Freiburg.

Für die Anfertigung der Zeichnungen danke ich Herrn K. Gössl, Herrn M. Baumer und Frau R. Bausenhardt.

Meine Frau, C. Meuret, hat im Rechenzentrum Freiburg die statistische Auswertung mittels Computerlochkarten durchgeführt und die Reinschrift angefertigt.

Herrn Prof. Dr. Scholler, Herrn Prof. Dr. Löllgen, Herrn Prof. Dr. Busse sowie Frau Prof. Dr. Fleckenstein-Grün danke ich für fachliche Hinweise und Korrekturen des Manuskripts.

Ferner bedanke ich mich bei Herrn Dr. Graf-Baumann und Herrn L. Picht, Springer-Verlag Heidelberg, für die gute Zusammenarbeit bei der Ausgestaltung des Buches.

Inhaltsverzeichnis

Verzeichnis der Abkürzungen

AMV	Atemminutenvolumen
AP	Aktionspotential
AW	Ausgangswert
AZV	Atemzugvolumen
BE	"base excess"
BGA	Blutgasanalyse(n)
CBF	koronarer Blutfluß
CPCR	"cardiopulmonary cerebral resuscitation"
CPK	Kreatinphosphokinase
CPR	"cardiopulmonary resuscitation"
$D_{av}O_2$	arteriovenöse Sauerstoffgehaltsdifferenz (Vol.-%)
dp/dt_{max}	maximale linksventrikuläre Druckanstiegsgeschwindigkeit
F_IO_2	O_2-Konzentration im Inspirationsgemisch
HF	Herzfrequenz (Schläge/min)
HKST	Herz-Kreislauf-Stillstand
HM	Herzmassage
HMV	Herzminutenvolumen
HZV	Herzzeitvolumen (engl. CO, "cardiac output")
KG	Körpergewicht
LAD	"left anterior descending", Ast der linken Koronararterie
LVEDP	linksventrikulärer enddiastolischer Druck (Vorbelastung = "preload")
LVP	linksventrikulärer Druck
MAP	arterieller Mitteldruck: $\dfrac{p_{syst} + 2 \cdot p_{diast}}{3}$
$M\dot{V}O_2$	myokardiale Sauerstoffaufnahme
p	Druck (wie bislang üblich, in mmHg angegeben; Umrechnung in SI-Einheit *Pascal*: 1 mmHg = 133,322 Pa)
p_a, p_v	arterieller bzw. venöser Druck
p_{AP}	pulmonal-arterieller Druck
PEEP	positiv endexspiratorischer Druck
PVR	"pulmonary vascular resistance", pulmonaler Gefäßwiderstand
spA	spontane Aktion, spontane Pumpfunktion des Herzens
SV	Schlagvolumen (HZV/HF)
TPR	totaler peripherer Widerstand $(dyn \cdot s \cdot cm^{-5})$
ZVD	zentralvenöser Druck

1 Einleitung

Die modernen Methoden der Reanimation haben seit der Wiederentdeckung [17] und wissenschaftlichen Begründung der externen Herzmassage durch Kouvenhoven, Jude und Knickerbocker im Jahre 1960 [178] zunehmende Bedeutung erlangt. Mit der gesetzlich geregelten Einführung flächendeckender Notarztsysteme in der Bundesrepublik Deutschland wurden die finanziellen und technischen Voraussetzungen für die moderne Notfallmedizin außerhalb des Krankenhauses geschaffen [265].

Die geringe Zahl fundierter wissenschaftlicher Studien zur Reanimation steht hierzu in auffallendem Gegensatz. Dies betrifft v. a. die medikamentöse Therapie.

2 Grundlagen der Pharmakotherapie des Herz-Kreislauf-Stillstands

Primäres Ziel der Reanimationsmaßnahmen bei Herz-Kreislauf-Stillstand (HKST) ist die Wiederherstellung der Sauerstoffversorgung der vitalen Organe, insbesondere des Gehirns, zunächst durch künstliche Rezirkulation oxygenierten Blutes, danach durch Wiederherstellung der spontanen Kreislauffunktion. Die Reanimation beginnt deshalb mit den mechanischen Maßnahmen Beatmung und externe Herzmassage: *Phase I* der Reanimation ("basic life support"). Mit der externen Herzmassage läßt sich jedoch nur ein Minimalkreislauf aufrechterhalten. Das Herzzeitvolumen beträgt bei richtig durchgeführter Herzmassage lediglich 30–60% der Normalwerte bei spontaner Zirkulation [57, 92, 202, 204, 233, 290]. Die Durchblutung der vitalen Organe ist vermindert [313]. Die Sauerstoffversorgung des Gehirns reicht in der Regel aus, einen Strukturzerfall zu verzögern [262]. Die mechanischen Maßnahmen allein genügen jedoch nur in seltenen Fällen, die spontane Pumpfunktion des Herzens nach einem HKST von mehr als 1–2 min wiederherzustellen.

Da der Minimalkreislauf bei externer Herzmassage die Wiederbelebungszeit des Herzens und des Gehirns nur verlängern kann, muß die spontane Zirkulation so rasch wie möglich wiederhergestellt werden [262].

Die medikamentöse Therapie sowie die elektrische Defibrillation bei Kammerflimmern sind deshalb ebenso Voraussetzung für eine erfolgreiche Reanimation. Die Maßnahmen der *Phase II* der Reanimation ("advanced life support") lassen sich untergliedern in:

Phase II A: Wiederherstellung der spontanen Zirkulation,

Phase II B: Erhaltung und Verbesserung der spontanen Zirkulation sowie pharmakologische Protektion der vitalen Organe.

Die in Phase II B begonnenen Maßnahmen der Langzeitwiederbelebung werden in *Phase III* fortgesetzt ("prolonged life support"): endgültige Beseitigung der auslösenden Ursache sowie Behandlung möglicher Folgeschäden des HKST und der Reanimationsmaßnahmen. Hierbei spielt die zerebrale Protektion eine besondere Rolle.

Das Studium wichtiger Empfehlungen zur medikamentösen Therapie in der Reanimation in Lehrbüchern und Übersichtsarbeiten zeigt, daß erhebliche Unterschiede in der Art der angegebenen Medikamente, in der Dosierung und in der Indikation bestehen (s. S. 70, 82, 88). Ein Grund hierfür liegt darin, daß viele Empfehlungen von Pharmaka zur Wiederherstellung der autonomen Pumpfunktion des Herzens in der Reanimation mehr auf theoretischen Überlegungen und klinischen Einzelbeobachtungen als auf systematischer Untersuchung im Tierexperiment beruhen. Kontrollierte klinische Untersuchungen, die den Wert verschiedener pharmakotherapeutischer Maßnahmen vergleichen, gibt es verständlicherweise nicht. In retrospektiven Studien zum „Reanimationserfolg" wird der medikamentösen Therapie meist wenig Beachtung geschenkt. Die pharmakologische Praxis in der Reanimatologie hat in einigen Bereichen mit dem heutigen physiologisch-pharmakologischen Wissenstand nicht Schritt gehalten. Dazu gehören:

1) Azidosepufferung,
2) differenzierter Einsatz der Sympathomimetika und
3) Anwendung von Kalzium.

Darüber hinaus bedarf es weiterer Forschung, um unerwünschte und überschießende Effekte des Sympathomimetikums Adrenalin in der Reanimation auszugleichen und die vitalen Organe, v. a. Herz und Gehirn, vor Folgeschäden des Kreislaufstillstands und O_2-Mangels zu schützen. In den älteren experimentellen Studien zur Reanimation wurden hämodynamische und metabolische Parameter in oder nach der Erholungsphase nach Reanimation sowie morphologische Veränderungen der vitalen Organe nicht untersucht oder nicht miteinander korreliert.

3 Zielsetzungen

1) Überprüfung der Wirkung der Azidosepufferung mit $NaHCO_3$ am Hund unter praxisnahen Reanimationsbedingungen.

2) Untersuchung des Einflusses von pH-Änderungen auf die kardiale Hämodynamik, den Sauerstoffverbrauch und die Flimmerschwelle des isolierten Herzens.

3) Aufklärung der Veränderungen von Kontraktionsdynamik und Flimmerschwelle durch die positiv inotropen Substanzen Orciprenalin, Adrenalin und Kalzium in Azidose und Alkalose an isolierten Meerschweinchenherzen.

4) Vergleich der Wirkungen der Sympathomimetika
Orciprenalin (β-mimetisch),
Adrenalin (α- + β-mimetisch) und
Norfenefrin (vorwiegend α-mimetisch)
in den Reanimationsphasen II und III unter kontrollierten Reanimationsbedingungen an Hunden.

5) Überprüfung der Wirkung von Kalzium in der Reanimation in empfohlener Kombination mit Adrenalin.

6) Nachweis von protektiven Effekten des Kalziumantagonisten Diltiazem auf die vitalen Organe (v. a. Herz und Gehirn) in der Reanimation.

Die Anwendung von Ca-Antagonisten in der Reanimation ist ein neuer therapeutischer Weg. Er ergibt sich folgerichtig aus zahlreichen experimentellen Befunden über eine kardioprotektive Wirkung von Ca-Antagonisten durch Verhinderung der zellulären Ca-Überladung [39, 84a, 86, 135, 221].

Auch zerebrale protektive Effekte von Ca-Antagonisten sind mitgeteilt worden [324]. Die Kombination dieser Wirkungen würde der „idealen" Pharmakotherapie in der Reanimation näher kommen.

4 Methodik

4.1 Untersuchungen an Hunden

4.1.1 Versuchstiere, Tierhaltung

Die Untersuchungen wurden an 118 (einschließlich Vorversuche) ausgewachsen, gemischtrassigen gesunden Hunden beiderlei Geschlechts durchgeführt. 91 Hunde der statistisch ausgewerteten Versuchsreihe waren randomisiert in 10 Gruppen und 4 Untergruppen eingeteilt. Das Durchschnittsgewicht betrug 21,4 kg.

Die Tierhaltung erfolgte mindestens 8 Tage unter standardisierten Bedingungen, um Infektionskrankheiten auszuschließen. Vor Versuchsbeginn wurden die Tiere einer 12stündigen Nahrungskarenz bei Flüssigkeitsaufnahme ad libitum unterzogen.

4.1.2 Narkose

Anästhesieverfahren

Die Hunde waren nicht prämediziert. Die Einleitung der Narkose wurde über eine Venüle in der V. brachialis mit Piritramid[1], 3 mg/kg KG, eingeleitet. Gleichzeitig wurde mit 0,2 mg/kg KG Diallylnortoxiferin[2] relaxiert und orotracheal intubiert.

Während der Rasur der Präparationsstellen wurde mit einem Atembeutel manuell beatmet.

Die kontrollierte Beatmung während der anschließenden Präparation und des Versuchsablaufs erfolgte mit einem Engström-Respirator[3] ER 300. Das Gerät war auf Rückatmung gestellt. Das Beatmungsgemisch bestand zu 70% aus Lachgas und 30% Sauerstoff. Die Narkose wurde aufrechterhalten durch Infusion von Piritramid (0,5 mg/kg KG/h), die Relaxation erfolgte durch Diallylnortoxiferin (0,05 mg/kg KG/h). Dazu wurden 50 mg Piritramid und 5 mg Diallylnortoxiferin in eine Infusion von 500 ml Sterofundin A[4] gegeben.

Mit der gesteuerten Infusion (Infusomat[5]) wurde etwa 30 min nach Narkoseeinleitung mit einer Infusionsgeschwindigkeit von 5 ml/kg KG/h begonnen. Nach Ende der Präparationsphase wurde die Lachgaszufuhr abgedreht und bei Beatmung mit Luft unter Beimischung von Sauerstoff ein F_IO_2 von 0,3 eingestellt. Während dieser Zeit wurde die Infusionsgeschwindigkeit der Anästhesieinfusion erhöht (1 mg/kg KG/h Piritramid; 0,1 mg/kg KG/h Diallylnortoxiferin).

---

1 Hochgestellte Ziffern verweisen auf die im Anhang (S. 101 f.) aufgelisteten Geräte und Pharmaka. Piritramid s. dort 1.

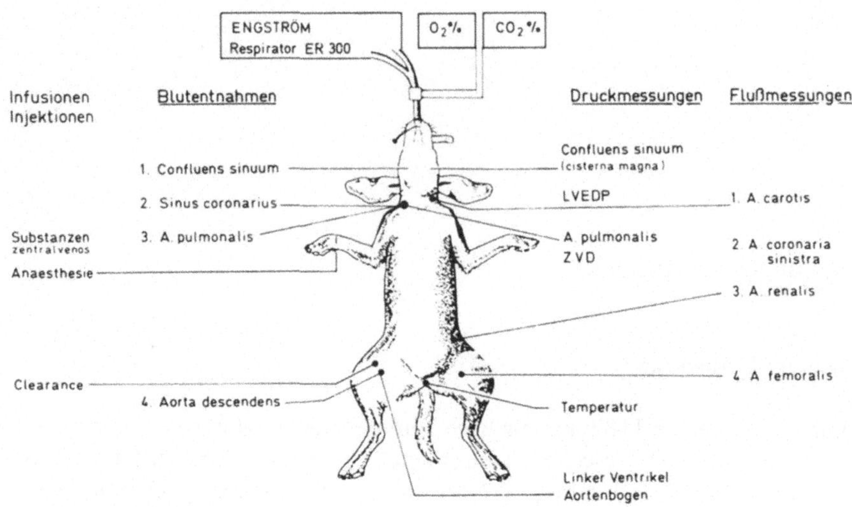

Abb. 1. Versuchsaufbau

Beatmung

Es wurde zunächst ein Atemzugvolumen (AZV) von 20 ml/kg KG bei einer Frequenz von 12/min eingestellt. Nach etwa 10 min erfolgte Kontrolle der Blutgaswerte[6].

Durchschnittlich konnte mit einem Atemminutenvolumen (AMV) von 257 ml/kg KG ein pCO_2 von 40 mmHg erreicht werden. Exspiratorische CO_2-Konzentration[7] (durchschnittlich 4–5 Vol.-%) und inspiratorischer O_2-Gehalt[8] (30–35 Vol.-%) wurden fortlaufend gemessen. Darüber hinaus wurde die arterielle O_2-Sättigung im strömenden Blut kontinuierlich digital mittels eines Fiberoptikkatheters[9] in der A. femoralis dextra angezeigt.

4.1.3 Präparationen und Meßverfahren

Präparationen (Abb. 1)

Zunächst wurde in Rechtsseitenlage die A. renalis unter Schonung von Gefäßen und Nerven freipräpariert. Ein elektromagnetischer Flußmeßkopf[10] wurde um die Arterie angelegt und fixiert.

Gleichzeitig wurde die A. carotis sinistra auf einer Strecke von 1–2 cm freigelegt und ebenso ein passender elektrischer Flußmeßkopf befestigt. Danach wurde die Wunde weitgehend verschlossen.

In Rückenlage wurde die Katheterisierung der Blase vorgenommen und die Blase entleert. Die V. jugularis dextra, A. carotis dextra, A. femoralis dextra und V. femoralis dextra sowie die A. femoralis sinistra mit Seitenästen wurden freigelegt und angeschlungen. An die A. femoralis sinistra wurde ein elektromagnetischer Flußmesser angeschlossen.

Plazieren von Kathetern (Abb. 2)

Über die A. carotis dextra wurde unter Sicht des Drucksignals auf einem Oszilloskop[11] ein Mikrotipkatheter[12] in den linken Ventrikel vorgeschoben und fixiert.

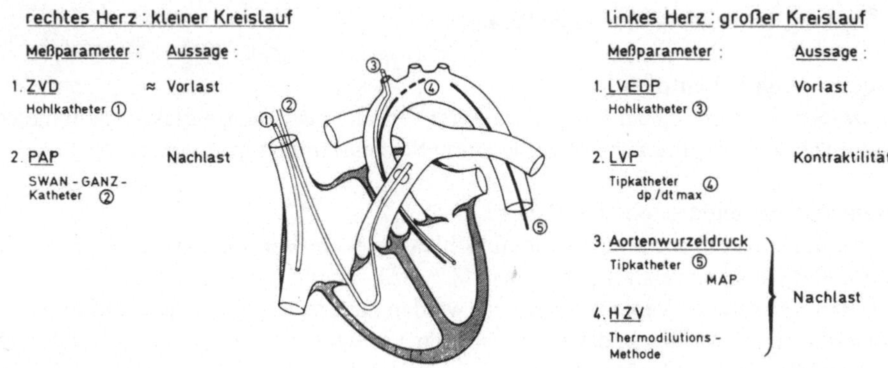

Abb. 2. Plazierung der Katheter zur Messung hämodynamischer Parameter

Über die A. carotis sinistra wurde ein Hohlkatheter unter Kontrolle der Druckkurvenform[13] ebenfalls in der linken Herzkammer plaziert. Dies gelang allerdings nur bei Hunden mit einem Körpergewicht über 23 kg. Ein selbstgefertigter Adapter, der zur Aufnahme von 3 Kathetern diente, wurde in die V. jugularis externa eingebunden. Zur Messung des pulmonalarteriellen Drucks wurde ein Swan-Ganz-Katheter[14] eingeführt. Die Lagekontrolle erfolgte anhand der Druckkurvenform. Ein Hohlkatheter zur Applikation von Pharmaka wurde in die V. cava superior vorgeschoben. Über den gleichen Weg wurde ein Goodale-Lubin-Katheter[15] zur späteren Kanülierung des Sinus coronarius eingeführt.

Ein Hohlkatheter in der V. femoralis dextra diente zur Abnahme von Blutproben und zur Applikation von Injektionen und Infusionen.

Die A. femoralis dextra diente zur Aufnahme eines Mikrotipkatheters zur Messung des Blutdrucks im Aortenbogen und eines Hohlkatheters (via Seitenast) zur Abnahme von arteriellen Blutproben. Der Tipmanometerkatheter[12] wurde bis zur Aortenklappe vorgeschoben und in die Aortenwurzel zurückgezogen. In einem weiteren Nebenast lag ein Fiberglaskatheter[9] zur optischen Messung der O_2-Sättigung des arteriellen Blutes. Die Thermistorsonde[16] für die HZV-Bestimmung wurde ebenfalls über einen Seitenast einer Femoralarterie bis in die aszendierende Aorta vorgeschoben.

In Rechtsseitenlage wurde im 4. ICR links thorakotomiert. Das Perikard wurde unter Schonung von Nerven und Gefäßen inzidiert. Unter manueller Kontrolle wurde der bereits in der V. cava superior plazierte Goodale-Lubin-Katheter in den Sinus coronarius vorgeschoben. Die Lagekontrolle erfolgte durch Palpation, Inspektion und Blutgasmessung.

Der R. descendens der linken Koronararterie wurde direkt am Ursprung freipräpariert und ein elektromagnetischer Flußmesser möglichst weit proximal angeschlossen.

Die Kopfschwarte wurde über der Protuberantia occipitalis externa inzidiert und die Schädelkalotte mit einem gesteuerten Bohrer bis in den Confluens sinuum aufgebohrt. Über eine Einschraubhülse (passender Durchmesser zum Bohrloch) wurde ein Statham-Element[17] direkt befestigt. Ein Dreiwegehahn ermöglichte Blutentnahmen.

Die Präparationszeit betrug 90–120 min.

4.1.4 Messung der hämodynamischen Parameter

Blutdruck im linken Ventrikel
Dieser Druck wurde mit einem Mikrotipkatheter[12] und einem Hellige-Elektromanometer[18]
gemessen. Die Validität des Signals wurde durch Schnellschreibung überprüft.

Linksventrikulärer enddiastolischer Druck
Das Signal des ebenfalls intraventrikulären Hohlkatheters in Verbindung mit einem Statham-
Druckwandler wurde so verstärkt auf einem Meßoszillograph[13] dargestellt, daß der enddiastolische Druck im linken Ventrikel abgelesen werden konnte. Die auf dem Oszilloskopschirm
gespeicherten Werte wurden in das entsprechende Versuchsprotokoll eingetragen oder mit
einer Polaroidkamera zur Dokumentation fotografiert. In einigen Fällen wurde das Signal des
Tipkatheters zur Messung des enddiastolischen Drucks herangezogen, wobei die Drift des Ka-
theters (für jeden Katheter individuell ermittelt: 2–10 mmHg) berücksichtigt wurde. Die
Übereinstimmung der Messungen von Tipkatheter und Hohlkatheter wurde in 10 Fällen
überprüft. Der Druckwert wurde über der R-Zacke des mitgeschriebenen EKG abgelesen.

Arterieller Blutdruck
Dieser wurde amplitudengetreu in der Aortenwurzel mit einem Mikrotipkatheter[12], der über
die A. femoralis dextra oder die A. carotis communis dextra vorgeschoben wurde, gemessen.
Der Mitteldruck wurde zu den vorgegebenen Zeitpunkten aus den Originalkurven durch Aus-
messen des systolischen und diastolischen Blutdrucks nach der Formel von Burton [41] berechnet:

$$\frac{p_{syst} + 2 \cdot p_{diast}}{3} .$$

Im allgemeinen wurde die Berechnung parallel mit einer Hellige-32-kB-Rechenanlage,
die mit Drucker und Bildschirm versehen war, vorgenommen und das Ergebnis on-line dargestellt[19].

Blutströmungen
Die Strömungen in

– R. interventricularis anterior der
  A. coronaria sinistra,
– A. renalis sinistra,
– A. femoralis sinistra und
– A. carotis communis sinistra

wurden mit elektromagnetischen, non-okklusiven Flowmessern[10] gemessen. Alle Flüsse wurden als Mittelfluß registriert. Vor Beginn der Aufzeichnung wurde über etwa 10 Herzzyklen
der jeweilige Fluß phasisch gemessen, um die Qualität des Signals zu prüfen.
Mit der Messung des renalen Blutflußes wurde bereits während der Präparation begonnen, da sich nach Vorversuchen eine Zeit von 45 min bis zum Erreichen eines Steady state
für diesen Parameter ergab.
Die Nullwerte wurden jeweils bei Kreislaufstillstand überprüft.

Herzzeitvolumen

Es wurde mit der Thermodilutionsmethode in ml/min gemessen[16]. Die Injektatsonde lag dabei zusammen mit der Injektionsspritze im Kältemedium (physiologische Kochsalzlösung), das konstant auf 4 °C gehalten wurde. Die Bolusinjektion des Kältemediums erfolgte durch einen PVC-Katheter mit bekanntem Volumen in die rechte V. cava superior. Aus der vom Gerät gespeicherten Dilutionskurve wurde das HZV durch einen Mikroprozessor nach folgender Formel berechnet:

$$HMV = k \; \frac{V_i(T_b - T_i)}{F} \, ,$$

wobei F Temperatur-Zeit-Fläche, V_i injiziertes Volumen, $T_b - T_i$ Temperaturdifferenz zwischen Blut und Injektat, k Proportionalitätsfaktor.

Dabei wurde ein Kurvenanteil von 30% der Dilutionskurve integriert und aufgrund des Dilutionskurvenanteils zwischen 30 und 50% exponentiell extrapoliert.

Es wurden zu den vorgegebenen Zeitpunkten jeweils Doppelbestimmungen durchgeführt und deren Ergebnis gemittelt. Die gemessenen Werte wurden in das jeweilige Versuchsprotokoll eingetragen.

Herzfrequenz

Diese wurde aus dem linksventrikulären Drucksignal bzw. der R-Zacke des EKG (Ableitung II) ermittelt, wobei aus jeweils 2 aufeinanderfolgenden Signalen automatisch[20] die Minutenfrequenz errechnet wurde.

Mittlerer Blutdruck der A. pulmonalis

Der Druck im Hauptstamm der A. pulmonalis (nach Versuch autoptisch gesichert) wurde über einen Swan-Ganz-Katheter[14] gemessen, wobei das Drucksignal automatisch analog integriert wurde[21].

4.1.5 Errechnete Meßwerte

Die linksventrikuläre Druckanstiegsgeschwindigkeit (dp/dt_{max}) des Herzens wurde aus dem isovolumetrischen Anteil der linksventrikulären Druckkurve mit einem Analogrechner[22] differenziert.

Der periphere Widerstand (TPR) errechnete sich aus der Differenz zwischen mittlerem Blutdruck in der Aorta und zentralvenösem Druck (ZVD), dividiert durch das mit der Thermodilutionsmethode bestimmte Herzzeitvolumen (HZV):

$$\frac{\text{mittlerer Aortendruck} - \text{ZVD}}{\text{HZV}} \, .$$

Nach einer entsprechenden Formel wurde auch der *pulmonale Gefäßwiderstand* berechnet:

$$\frac{\text{mittlerer Pulmonalarteriendruck}}{\text{HZV}} \, .$$

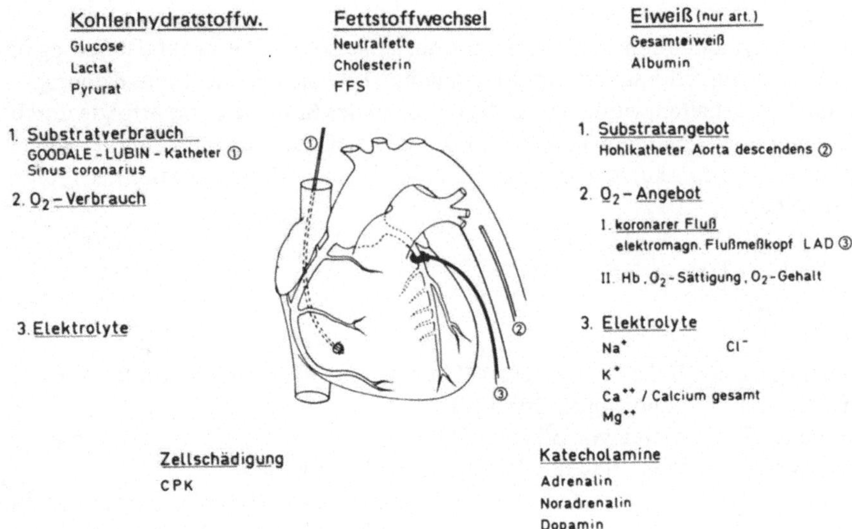

Abb. 3. Blutentnahmen zur Messung metabolischer Parameter am Herzen

Der *myokardiale Sauerstoffverbrauch* ($M\dot{V}O_2$) ergab sich aus der Formel

$$\frac{\text{koronarer Blutfluß} \cdot D_{av}O_2}{100 \text{ g (im linken Ventrikel)}}.$$

Ein Teil der Meßwerte wurde mit einer 32-kB-Rechenanlage[19] zu vorgewählten Zeitpunkten berechnet, automatisch ausgedruckt und gleichzeitig auf einem Bildschirm dargestellt.

Ein 10-Kanal-Direktpigmentschreiber[23] und ein 8-Kanal-Direktschreiber (Tintensystem)[24] dienten zur simultanen Registrierung aller Meßgrößen.

4.1.6 Kalibrierung

Eichcharakteristik und Linearität sämtlicher Druck- und Flußmeßsysteme sowie der Auswert- und Registriereinheit wurden vor und nach jedem Versuch nach entsprechender Warmlaufzeit überprüft. Die Eichsignale wurden auf dem Originalausschrieb vor und nach jeder Messung registriert. Die Eichung der Tipkatheter erfolgte als Eichung der gesamten Meßkette mittels eines speziellen umgebauten Gauer-Quecksilbermanometers[25] mit Druckkammer für die Tipkatheter.

4.1.7 Metabolische Parameter

Wie Abb. 3 zeigt, wurden zur Bestimmung des Substratumsatzes zeitgleiche Messungen arteriokoronarvenöser Differenzen von Glukose, Laktat und Pyruvat sowie von pO_2 und O_2-Sättigung durchgeführt. Dazu lag ein Hohlkatheter im Aortenbogen und ein Goodale-Lubin-Katheter[15] im Sinus coronarius.

Ebenso wurden die arteriell-zerebralvenösen (Hohlschraube im Confluens sinuum) Gehaltsdifferenzen von Sauerstoff und Glukose, sowie die zerebral-arterielle Gehaltsdifferenz von Laktat, Pyruvat und CO_2 bestimmt.

In Blutproben aus den genannten Entnahmestellen wurden darüber hinaus Elektrolyte und die Parameter des Säure-Basen-Status bestimmt. Die Bestimmung der Katecholamine (Adrenalin, Noradrenalin, Dopamin), der Fettstoffwechselparameter (Neutralfette, Cholesterin, freie Fettsäuren), von Gesamteiweiß und Albumin, Hb sowie der Kreatinphosphokinase-aktivität (CPK) erfolgte im Serum, welches aus Blutproben aus dem Aortenbogen gewonnen wurde. Blutgasbestimmungen wurden außerdem im pulmonal-arteriellen Blut vorgenommen.

4.1.8 Steady-state-Bedingungen

Während der Präparationszeit wurden die Flüssigkeitsverluste (Perspiration, Nierenausscheidung) durch periphere i.v.-Infusion von Elektrolytlösung (Sterof A) 5 ml/kg KG/h ausgeglichen. Der Ausgleich der geschätzten Blutverluste während der Präparation sowie der ermittelten Verluste durch die Blutentnahmen (zusammen ca. 150–200 ml) erfolgte mittels Infusion von kolloidalen Volumenersatzmitteln (Makrodex[26]). Die Füllungsverhältnisse des Kreislaufs waren bei allen Tieren gleich und führten zu einem ZVD von durchschnittlich 9,6 mmHg und einem mittleren pulmonal-arteriellen Druck (p_{AP}) von 17,7 mmHg. Die Herzfrequenz betrug im Steady state 70–150/min, Mittelwert ca. 90/min.

Eine vorbestehende metabolische Azidose wurde durch Infusion von $NaHCO_3$ bis pH 7,35–7,4 korrigiert[6]. Ebenso wurden die geringen Abweichungen der Serumelektrolytwerte[27] durch Infusion von Na^+-, K^+- bzw. Ca^{++}-Lösungen ausgeglichen.

Die rektale Kerntemperatur der Tiere wurde mit einem Thermofühler abgegriffen und über einen Meßregler[28] mit Anschluß an 2 Rotlichtstrahler je 150 W zwischen 37,5 und 38,0 °C gehalten.

4.1.9 Gliederung der Untersuchungsphasen

Herz-Kreislauf-Stillstand (Abb. 4)
3–5 min vor dem asphyktischen Kreislaufstillstand durch Abklemmen des intratrachealen Tubus, wurde die Infusion mit Piritramid und Diallylnortoxiferin abgestellt. Der Kreislaufstillstand — Fehlen von typischen Druckschwankungen im linken Ventrikel — wurde 5 min belassen. Gegen Ende der Stillstandszeit wurde Blut zur Bestimmung der Laborparameter abgezogen.

Reanimationsmaßnahmen Phase I und II (Abb. 5)
Die Reanimationsmaßnahmen bestanden in:

— Beatmung (F_IO_2 0,30–0,33),

— gleichzeitiger Kopftieflage,

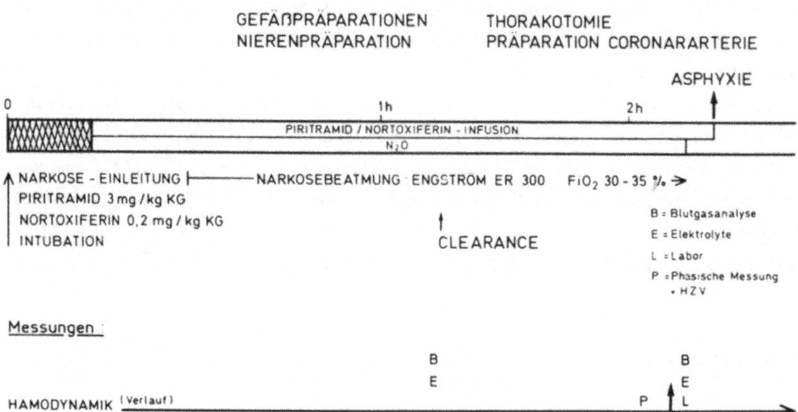

Abb. 4. Präparationen von Narkoseeinleitung bis Asphyxiephase. Vor Beginn der Asphyxiephase wurden alle hämodynamischen Parameter gemessen. Die Katheterlage wurde korrigiert, wenn im schnell geschriebenen Signal (Druck, Fluß oder abgeleitete Größen) Artefakte auftraten

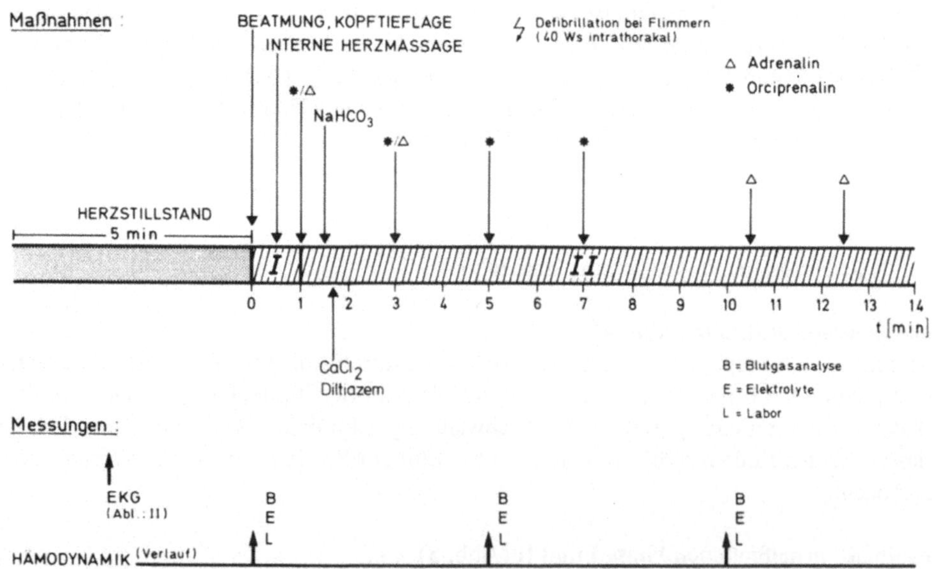

Abb. 5. Herzstillstand und Reanimationsmaßnahmen. *Phase I:* mechanische Maßnahmen ("basic life support)", *Phase II:* Pharmakotherapie ("advanced life support"). Die Herzmassage wurde mit HF = 100 begonnen (Metronom). Zum Erreichen eines Druckmaximums im linken Ventrikel wurde danach die HM-Frequenz zwischen 70–100 variiert. Die in Phase II applizierten Substanzen wurden in 5 ml (Tiere unter 25 kg KG) oder 10 ml (Tiere über 25 kg KG) 0,9% NaCl-Lösung verdünnt und als langsame Bolusinjektion (30 s gestoppte Zeit) injiziert

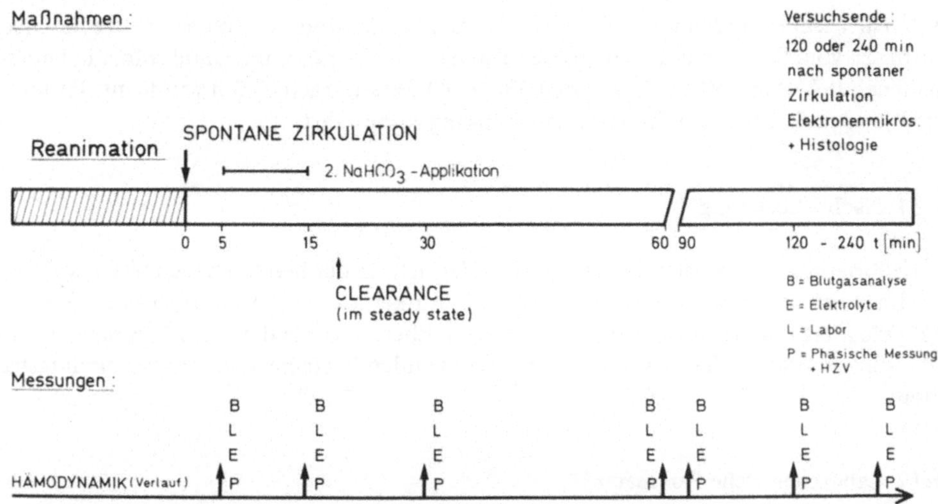

Abb. 6. Versuchsablauf nach Wiedereinsetzen der spontanen Zirkulation (Phase III)

— interner Herzmassage (Beginn 30 s nach Beatmung, immer vom gleichen Operateur mit der rechten Hand vorgenommen),

— Applikation von Sympathomimetika und zusätzlichen Substanzen, zentralvenös (s. 4.1.16),

— Azidoseausgleich mit $NaHCO_3$ (langsame Bolusinjektion von 1,5 mmol/kg KG, periphervenös).

Wenn keine spontane Herzaktion auftrat, wurde die Applikation der Sympathomimetika in 2-minütigen Abständen wiederholt.

Reanimationsphase III (Erholungsphase) (Abb. 6)
Als Beginn der Erholungsphase wurde der Zeitpunkt des Auftretens einer spontanen Zirkulation (Blutdruck > 50 mmHg) von mindestens 30 min Dauer gerechnet; 5 min nach Wiedereintreten der spontanen Zirkulation erfolgte ein zweiter Azidoseausgleich mit 6 mmol $NaHCO_3$/kg KG innerhalb von 10 min. Direkt danach wurde der Säure-Basen-Status kontrolliert.
Während der 2—4stündigen Erholungsphase wurden keine Anästhetika verabfolgt, da gleichzeitig die Pupillenreaktion sowie der Muskeltonus beurteilt werden sollten. Blutverluste wurden weiterhin quantitativ ausgeglichen und NaCl sowie Sterofundin A zu gleichen Teilen mit einer Infusionsgeschwindigkeit von insgesamt 5 ml/h infundiert.

4.1.10 Elektronenmikroskopische Untersuchungen*

Am Versuchsende wurden am schlagenden Herzen Myokardproben von der Spitze des linken Ventrikels, vom Septum und vom größten Papillarmuskel entnommen und sofort in bereitgehaltenen Behältern mit Glutaraldehyd 3% (4 °C) fixiert. Nach 2–3 h wurde mit Puffer gespült und nach 2maligem Spülen in Pufferlösung aufbewahrt.

4.1.11 Nachkalibrierung

Die Kalibrierung wurde nach Beendigung des Versuchs in der beschriebenen Weise wiederholt. Das Herz wurde entnommen, der rechte Ventrikel sowie die Vorhöfe bis zur Ventilebene abpräpariert und der linke Ventrikel gewogen. Ebenso wurde die Niere freipräpariert und ohne Hilus gewogen. Alle so gewonnenen Daten wurden in einem Versuchsprotokoll festgehalten.

4.1.12 Laborchemische Parameter**

Blutgasanalysen
Die BGA erfolgten mit einem vollautomatischen Analyzer[6] mittels Elektroden. Base excess (BE) und Bikarbonat wurden automatisch berechnet.

Elektrolyte
Na^+, K^+ und (ionisiertes) Ca^{++} wurden durch einen automatischen Elektrolytanalyzer[27] – jeder Parameter über eine eigene Meßelektrode – bestimmt. Es wurde dabei wie bei der pH-Messung eine elektrometrische Methode angewandt, bei der sich jeweils in Abhängigkeit von der Ionenkonzentration ein unterschiedliches Potential ausbildet.

Für die Blutgas- und Elektrolytmessungen, die sofort nach Blutentnahme erfolgten, waren jeweils nur 0,5–1 ml heparinisiertes Blut erforderlich.

Zur fluorometrischen Bestimmung des Gesamtkalziums und des Magnesiums verwendeten wir einen Ca-Mg-Meter[30].

Messung der CPK-Aktivität
Sie erfolgte als quantitativer enzymatischer Test[31].

Hämoglobingehalt
Dieser wurde nach der Cyanhämiglobinmethode[32] ermittelt.

Substratbestimmungen
Die Blutproben wurden direkt nach Entnahme mit Perchlorsäure 6% (4 °C) enteiweißt, zentrifugiert und zum größten Teil tiefgefroren. Die Bestimmungen der Glukose erfolgte am

---

*   Herrn Prof. Dr. H. Themann, Münster, verdanke ich die Herstellung und Beurteilung der elektronenmikroskopischen Bilder

** Herrn Dr. G. Lenz und Herrn Manthey, wissenschaftliches Labor der chirurgischen Universitätsklinik Freiburg, sowie deren Mitarbeitern danke ich für die Beratung und Mithilfe bei der Bestimmung der laborchemischen Parameter

gleichen Tag mit einem enzymatischen Verfahren[33]. Auch die Konzentration von Laktat[34] und Pyruvat[35] wurden substratspezifisch gemessen.

Fettstoffwechsel: Cholesterin, Neutralfette
Cholesterin[36] und Triglyzeride[37] wurden enzymatisch nach Standardverfahren bestimmt.

Gesamteiweiß und Albumin
Die Bestimmung erfolgte nach Standardmethoden photometrisch[38] bzw. elektrophoretisch.

4.1.13 Inulin-PAH-Clearance

Die Bestimmung der kombinierten Inulin-PAH-Clearance[40, 41] erfolgte nach den Angaben von Augustin [14]. Die Ergebnisse sind jedoch nicht Gegenstand dieser Studie.

4.1.14 Katecholamine

Die Serumkonzentrationen der Katecholamine (Adrenalin, Noradrenalin, Dopamin) wurden mittels einer Radio-Enzym-Assay-Methode bestimmt [vgl. Passen G, Peuler D (1973) Anal Biochem 51:618].

4.1.15 Messung der myokardialen Kalziumnettoaufnahme mittels $^{47}Ca^{++}$ *

Die myokardiale Ca-Nettoaufnahme wurde in Anlehnung an Hein [13] gemessen.
$^{47}Ca^{++}$ wurde wegen der kurzen Halbwertszeit (4,5 Tage) und der dadurch erleichterten Handhabung verwendet. Da die Versuchstiere im Falle einer erfolgreichen Reanimation 2 h überlebten, konnte nach Hein eine meßbare Erhöhung der intrazellulären Ca^{++}-Anreicherung nach Adrenalinapplikation erwartet werden.
Die $^{47}Ca^{++}$-Aktivität in „counts per minute" (cpm) der myokardialen Gewebsproben (rechter Ventrikel und linker Ventrikel, Apex, jeweils 1,3–1,4 g) wurden mit der Plasmaaktivität zum Todeszeitpunkt in Beziehung gesetzt:

$$\frac{cpm/g \text{ Herzgewebe}}{cpm/ml \text{ Plasma}} \cdot 100\%.$$

Auf diese Weise wurde der aktuelle $^{47}Ca^{++}$-Gehalt des Herzens erfaßt.

4.1.16 Gruppeneinteilung

Die Hunde wurden randomisiert in 10 Gruppen eingeteilt (s. auch Abb. 5).

---

* Für die Beratung und Mithilfe bei der Durchführung danke ich Herrn Prof. Dr. G. Meuret, Ravensburg, und Herrn Prof. Dr. Schümichen, Freiburg

– Gruppe 1 (n = 8): Reanimation nur mit mechanischen Maßnahmen, *keine* Pharmakotherapie, 10 ml NaCl 0,9% (Berücksichtigung des Volumeneffekts).

– Gruppe 2 (n = 4): Adrenalin (1 mg/Tier ad 10 ml NaCl 0,9%, bis 25 kg KG. Ab 26 kg KG 1,5 mg/Tier zentralvenös (entspricht im Mittel ca 50 μg/kg KG); gleiche Dosis alle 2 min bis zum Auftreten einer spontanen Zirkulation; keine Pufferung mit $NaHCO_3$ (= *Azidosegruppe*).

– Gruppe 3 (n =7): Adrenalin (1 mg/Tier) zentralvenös, Repetitionsdosen (wie Gruppe 2); $NaHCO_3$ 200 mmol als Infusion innerhalb von 15–20 min[5] periphervenös (= *Alkalosegruppe*).

– Gruppe 4 (n = 11): Adrenalin (1 mg/Tier ad 5–10 ml NaCl 0,9%); *schrittweise Pufferung* (= geteilter Azidoseausgleich in 2 Abschnitten = titrierter Azidoseausgleich). 1) Langsame Bolusinjektion periphervenös von 1,5 mmol/kg KG $NaHCO_3$, 30 s nach Adrenalin, 2) $NaHCO_3$-Infusion 5 min nach Wiedereinsetzen der spontanen Pumpfunktion, Infusionsdauer 10 min. Dosis im Versuch ermittelt (s. Kap. 5): 6 mmol/kg KG (= *titrierter Azidoseausgleich*).

– Gruppe 5 (n = 8): Orciprenalin (0,5 mg/Tier); schrittweise Pufferung wie Gruppe 4.

– Gruppe 6 (n = 8): Norfenefrin (5 mg/Tier); schrittweise Pufferung.

– Gruppe 7 (n = 10): Adrenalin (1 mg ad 5-10 ml NaCl 0,9%/Tier), $CaCl_2$ (20 mg/kg KG ad 10 ml NaCl 0,9%) nach 30 s, beide Substanzen zentralvenös, schrittweiser Azidoseausgleich periphervenös (wie Gruppen 4, 5 und 6).

– Gruppe 8 (n = 11): Adrenalin (1 mg/Tier), nach 30 s Diltiazem als Bolus (150 μg/kg KG). 10–15 min nach Wiedereinsetzen der spontanen Zirkulation Diltiazeminfusion durch Perfusor[39], periphervenös (25–50 μg/kg KG/min); durchschnittliche Infusionsdauer 45 min. Schrittweise Azidosepufferung wie in den Gruppen 4–10.

Gruppe 9 (n = 11): Norfenefrin [a) 5 mg/Tier, n = 8; b) 2,5 mg/Tier, n = 3]. Diltiazem [a) 25–50 μg/kg KG/min durch Perfusor, Beginn innerhalb 5 min nach Wiedereinsetzen der Zirkulation, kein Bolus (n = 8); b) nur Bolusinjektion von 150 μg/kg KG 30 s nach Norfenefrininjektion, n = 3].

Gruppe 10 (n = 10): Messungen der $^{47}Ca^{++}$-Nettoaufnahme:
a) nach Adrenalininjektion (n = 4),
b) nach zusätzlicher Kalziuminjektion (20 mg/kg KG $CaCl_2$, n = 3),
c) nach zusätzlicher Diltiazeminjektion (150 μg/kg KG als Bolus) und Infusion (50 μg/kg KG/min nach Beginn der Rezirkulation für durchschnittlich 60 min, n = 3).

4.2 Untersuchungen an isolierten Meerschweinchenherzen

4.2.1 Präparation*

Zur Untersuchung der isolierten Auswirkungen von Azidose und Alkalose am Herzen wurden Experimente an modifizierten Langendorff-Herzen von Meerschweinchen (Gewicht 300–500 g) durchgeführt [65].

---

* Die Methode erlernte ich bei Herrn Prof. Dr. H. J. Döring, Physiologisches Institut, Freiburg, dem ich an dieser Stelle herzlich danken möchte

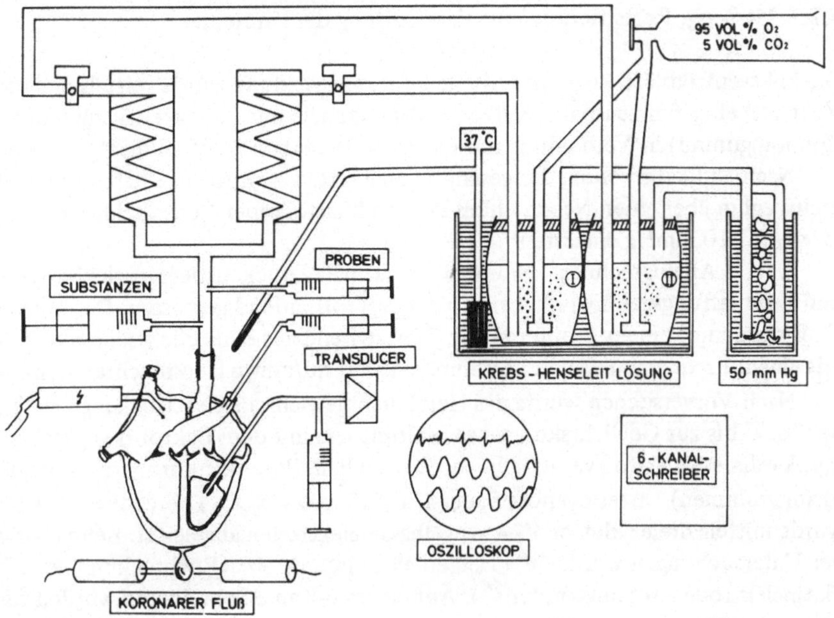

Abb. 7. Versuchsaufbau für Untersuchungen am isolierten Meerschweinchenherzen

In Penthothal-Na-Narkose (7 mg/kg KG i.p.)[49] unter künstlicher Beatmung[50] wurden die Herzen entnommen. Die Vv. cavae wurden vorher unterbunden und eine Kanüle in die Aorta für die Perfusion eingebunden. Traumatisierung des Sinusknotens und der Aortenklappe durch die Aortenkanüle wurden vermieden. Das Perfusat (O_2-gesättigte modifizierte Krebs-Henseleit-Lösung) passierte die Koronargefäße und die rechte Kammer und wurde über eine Kanüle in der A. pulmonalis wieder ausgeworfen. Hier konnten mit einer gesteuerten Pumpe[51] Perfusatproben entnommen werden (s. Abb. 7).

4.2.2 Perfusionslösungen

Die Perfusionslösungen hatten folgende Zusammensetzung: 6,99 g NaCl, 0,28 g KCl, 0,16 g KH_2PO_4, 0,14 g $MgSO_4$, 2,09 g $NaHCO_3$, 0,28 g $CaCl_2$ sowie 0,22 g Na-Pyruvat und 1,09 g Glukose, ad 1 l Aqua dest. Der pH-Wert dieser Lösung betrug 7,42 ± 0,01. Der pH-Wert der Lösungen wurde durch äquivalente Änderungen der Bikarbonat- und NaCl-Konzentrationen zwischen 6,92 und 7,10 (Azidose) sowie pH 7,71 (Alkalose) variiert.

Die Lösungen wurden für jeden Versuch frisch angesetzt und 30 min lang vor Versuchsbeginn und während des gesamten Versuches mit Carbogen (95 Vol.-% O_2, 5 Vol.-% CO_2) äquilibriert. Der Perfusionsdruck betrug 50 mmHg. Die Blutgaswerte der Perfusionslösung wurden intermittierend überprüft (pO_2 : 620 mmHg – 650 mmHg, pCO_2 : 35 mmHg. Doppelbestimmung[6, 52]. Ebenso wurde die Kalziumkonzentration in Stichproben flammenphotometrisch[53] oder mit einer ionenselektiven Elektrode[27] gemessen.

4.2.3 Messung, Registrierung und Verarbeitung der Parameter

Die linksventrikuläre isovolumetrische Druckentwicklung wurde mittels eines in den linken
Ventrikel eingeführten Ballonkatheters (Stahlkanüle mit flüssigkeitsgefülltem Ballon aus
Kondomgummi) in Verbindung mit einem Statham-Druckaufnehmer[17] bestimmt.

Nach Nullkalibrierung der gesamten Meßkette gegen Atmosphärendruck wurde vor Versuchsbeginn über einen Nebenschluß ein „enddiastolischer Ventrikeldruck" im Ballonkatheter von 8–10 mmHg eingestellt.

Über 2 Analogrechner[22] wurde die maximale Druckanstiegsgeschwindigkeit (dp/dt_{max})
und Erschlaffungsgeschwindigkeit (dp/dt_{min}) fortlaufend gemessen. Der mittlere koronare
Fluß wurde mit einem Tropfenzähler[54], bestehend aus einer Lichtschranke in Verbindung
mit einem Frequenzmesser[55] bestimmt und auf ml/min/g Herzfeuchtgewicht umgerechnet.

Nach Vorversuchen wurde das Herzfeuchtgewicht als Herztrockengewicht (Trocknung
bei 90 °C bis zur Gewichtskonstanz) multipliziert mit dem Faktor 6 angegeben. Der
myokardiale Sauerstoffverbrauch wurde nach dem Produkt: koronarer Blutfluß (= Perfusionsvolumen) · arteriovenöse Sauerstoffdifferenz ($D_{av}O_2$) berechnet (s. 4.1.5). Ein EKG
wurde mittels dreier kleiner V2A-Angelhakenelektroden abgeleitet. Beim überwiegenden Teil
der Untersuchungen wurden die Herzen elektrisch gereizt (Rechteckimpulse 9 V, 0,5 ms,
Platinelektrode am Sinusknoten[56]). Auf einem 6-Kanal-Schreiber[57] wurden folgende Parameter gleichzeitig registriert:

1) isovolumetrischer Spitzendruck im linken Ventrikel,
2) enddiastolischer Druck im linken Ventrikel,
3) maximale Druckanstiegsgeschwindigkeit (dp/dt_{max}),
4) maximale Erschlaffungsgeschwindigkeit (dp/dt_{min}),
5) koronarer Flow / min,
6) Herzfrequenz;
Zusätzlich wurden auf einem Oszilloskop[13] dargestellt:
7) Druckkurve,
8) erste Ableitung der Druckkurve,
9) EKG.

4.2.4 Versuchsablauf

Äquieffektive Dosen von Adrenalin, Orciprenalin und $CaCl_2$ wurden nach Vorversuchen so
gewählt, daß eine durchschnittliche Steigerung von dp/dt_{max} um 25%, 50% und 100% resultierte. Der Perfusor, der die Substanzen unmittelbar in die Aorta applizierte, wurde so gesteuert, daß sich folgende Endkonzentrationen unter Berücksichtigung des Koronarflusses
ergaben:

a) Adrenalin $1,04; 2,57; 4,22 \cdot 10^{-8}$ mol/l,
b) Orciprenalin $1,25; 4,61; 10,51 \cdot 10^{-7}$ mol/l,
c) $CaCl_2$ $2,52; 4,81; 10,57 \cdot 10^{-3}$ mol/l.

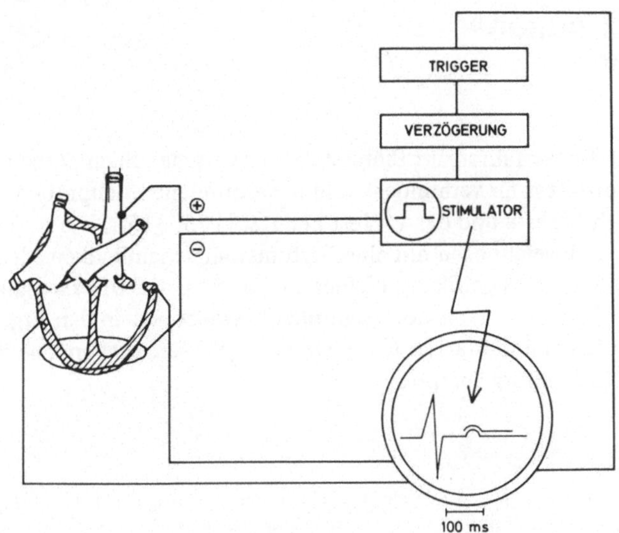

Abb. 8. Bestimmung der elektrischen Flimmerschwelle. Das im AV-Rhythmus schlagende Herz wurde in der vulnerablen Phase mit Stromstößen unterschiedlicher Dauer und Stärke gereizt, bis Flimmern auftrat. Der Reizimpuls wurde über die R-Zacke getriggert, verzögert und in der vulnerablen Phase über Elektroden appliziert, die dem Herzen an Basis und Spitze anlagen. Die Versuche wurden am gleichen Herzen mehrmals wiederholt

Der eigentliche Versuchsablauf untergliederte sich in 5 Phasen:

1) 15minütiger Vorlauf bei Perfusion mit Normallösung ohne Zusatz positiv-inotroper Substanzen,

2) Zugabe positiv-inotroper Substanzen,

3) Umstellen auf Perfusion mit Azidose- oder Alkaloselösung und Zugabe positiv-inotroper Substanzen,

4) Abstellen der Substanzzufuhr bei Perfusion mit Azidose- oder Alkaloselösung,

5) Kontrollphase mit Normallösung.

Dauer der einzelnen Versuchsphasen durchschnittlich 8–10 min, somit eine Gesamtversuchszeit von 45, maximal 60 min. Versuche, bei denen in der Kontrollphase nicht annähernd (± 20%) die Ausgangswerte erreicht wurden, wurden nicht ausgewertet.

4.2.5 Bestimmung der Flimmerschwelle*

Die Bestimmung der Schwelle für elektrisch induziertes Flimmern wurde nach den Angaben von Younossi u. Antoni [338] sowie Baumelt [19] durchgeführt (Abb. 8).

---

* Herrn Prof. Dr. H. Antoni danke ich für die methodische Beratung und die Diskussion der Befunde

4.3 Statistik*

Als Testverfahren zur Prüfung der statistischen Signifikanz der Ergebnisse wurde der Student-t-Test für verbundene und unverbundene Stichproben, der F-Test mit Signifikanzangabe nach Scheffé und der χ^2-Test benutzt [175, 315].

Abweichungen mit einer Irrtumswahrscheinlichkeit kleiner als 5% (* $p < 0,05$) wurden als schwach signifikant, kleiner als 1% (** $p < 0,01$) als signifikant und kleiner als 0,1% (*** $p < 0,001$) als hoch signifikant bezeichnet. In den Ergebnissen werden jeweils Mittelwerte ($\bar{x}$) und Standardabweichungen (SD) angegeben. Die Statistik wurde im Rechenzentrum Freiburg überprüft.

---

* Herrn Dr. J. Bammert, Institut für medizinische Statistik und Dokumentation der Universität Freiburg, und Frau C. Meuret danke ich für die Durchführung der Berechnungen

5 Kritik der Methoden

Die Reanimationsuntersuchungen an Hunden wurden unter möglichst *praxisnahen Bedingungen* durchgeführt. Die Reanimationsmaßnahmen entsprachen im wesentlichen den Richtlinien der American Heart Association [7]. Der Zeitraum von 5 min für die Dauer des Herzstillstands wurde aus 3 Gründen gewählt:

1) wegen der Vergleichbarkeit mit anderen experimentellen Studien [231, 236, 250, 251, 252];

2) dieser Zeitraum wird im Rettungswesen häufig bis zum Beginn fachlich richtiger Reanimationsmaßnahmen benötigt [143].

3) 5 min werden von vielen Autoren als die äußerste Toleranzgrenze zerebraler Anoxie bei Normothermie und mittlerem Alter angesehen[4, 70, 106, 123, 149].

In den letzten Jahren mehren sich die Hinweise dafür, daß dieser Zeitraum unter dem Einsatz hirnprotektiver Maßnahmen nicht als äußerste Grenze angesehen werden muß [262, 305, 324].

Die *Thorakotomie* war notwendig zur Messung des koronaren Blutflusses, zur Katheterisierung des Sinus coronarius unter manueller Kontrolle und zur Gewinnung von Biopsien aus dem Myokard. Außerdem ist wegen der hoch-ovalen Thoraxform des Hundes die externe Herzmassage beim Hund nicht mit gleicher Effizienz wie beim Menschen durchführbar [189, 249].

Zur Vermeidung von *Atelektasen* durch die Präparation am Herzen sowie die Herzmassage wurde mit PEEP (5 cm $H_2O \approx 490$ Pa) beatmet. Bei offenem Thorax war eine wesentliche Beeinträchtigung der hämodynamischen Parameter durch PEEP nicht zu erwarten.

Die Dosen der *verwendeten Medikamente* Adrenalin (Suprarenin), Orciprenalin (Alupent), Norfenefrin (Novadral) wurden in Vorversuchen ermittelt und äquieffektiven Dosen beim Menschen angenähert. Währed mit Orciprenalin und Norfenefrin bisher keine experimentellen Untersuchungen in der Reanimation vorliegen, wurde Adrenalin in Dosen (1 mg bei Hunden mit mittlerem Gewicht um ca. 25 kg) angewandt, wie sie in Arbeiten aus den USA angegeben wurden [147, 170, 236, 238, 250, 2336].

Die ebenfalls in Vorversuchen geprüfte $CaCl_2$-Dosierung (20 mg/kg KG) entspricht den Angaben von Bulusinjektionen unter Steady-state-Bedingungen [187, 270].

Die *Natriumbikarbonatdosen* ergaben sich aus der von Ledingham [184] modifizierten Formel BE · kg · 0,43.

Dies entspricht der für den Menschen angegebenen Berechnungsgrundlage für die Acidosepufferung: BE · kg · 0,3. Der Faktor 0,43 beim Hund ergibt sich aus dem größeren Extrazellulärraum.

Aus dem zu Beginn der Herzmassage in Vorversuchen ermittelten Base-excess-Wert (− 20 mmol/l im Mittel) ergab sich die $NaHCO_3$-Menge für die Gruppe 3 ($NaHCO_3$-Infu-

sion): 20 (Be mmol/l) · 23 (kg) · 0,43 = 200 mmol $NaHCO_3$/Tier, entspricht 8,6 mmol/kg
KG (über $NaHCO_3$-Dosen in dieser Größenordnung wurde in einer kürzlich erschienen Arbeit
bei Reanimationen außerhalb der Klinik erneut berichtet [143]).

Die zweite $NaHCO_3$-Dosis in den Gruppen 4—10 errechnete sich aus dem mittleren BE
von 14 mmol/l 5 min nach Wiedereinsetzen der spontanen Zirkulation (— 14 mmol/l · 0,43 =
6 mmol/kg KG). Diese Dosis $NaHCO_3$ wurde unabhängig vom tatsächlichen BE im Einzelfall
infundiert. Das gewählte *Anästhesieverfahren* mit Piritramid und Lachgas zeichnet sich durch
geringe Beeinträchtigung der hämodynamischen Parameter bei leichter Senkung des Herzfrequenz aus [168].

Hämodynamische Parameter

Die *Registrierung der Blutströmung* mittels elektromagnetischer Flußmessköpfe während der
Herzmassage bietet meßtechnische Probleme. Eine exakte Messung mit dieser Methode ist
nur bei eng um die Gefäße anliegenden Elektroden möglich. Als Faustregel gilt, daß die
Elektroden festen Kontakt mit der Gefäßwand haben, solange der Perfusionsdruck nicht
stärker als auf 1/4 des Ausgangswertes absinkt (HSE Biomeßtechnik 1979). Während der
Messung der Blutströmung in der vorliegenden Untersuchung waren Artefakte durch Zug am
Gefäßbaum während der Herzmassage möglich.

Die Gefahr von Artefaktbildung während interner Herzmassage bestand v.a. an den
Koronarien [189]. In Vorversuchen wurden die günstigste Position der Meßköpfe sowie die
geeigneten Kaliber für die verschiedenen Gefäße ermittelt. Für die Messung des koronaren
Flusses wurden speziell angefertige Meßköpfe mit zirkulärem Verschluß (Fa. H. Sachs,
Hugstetten bei Freiburg) angewandt. Auf diese Weise war es möglich, in 40 Fällen während
der Herzmassage brauchbare Meßwerte des koronaren Flusses zu erhalten.

Die *Herzkatheterung* wurde mit anerkannten Methoden vorgenommen [16]. Als Ausdruck der *Kontraktionsdynamik des Herzens* wurde die maximale linksventrikuläre Druckanstiegsgeschwindigkeit (dp/dt_{max}) des Herzens gemessen. Bei Untersuchungen an isolierten Herzen unter isovolumetrischen Bedingungen des linken Ventrikels, konstantem koronarem Perfusionsdruck und gleichbleibender Herzfrequenz ist dp/dt_{max} ein direktes Maß
für den Kontraktionszustand des Myokards [65, 228]. Unter Berücksichtigung von Vor-
belastung (= enddiastolischer Ventrikeldruck, LVEDP; s. Abb. 2), Nachbelastung (mittlerer
Aortendruck) und Herzfrequenz gilt die maximale linksventrikuläre Druckanstiegsgeschwindigkeit jedoch am „Herzen in situ" als gutes Maß zur Beschreibung der Leistungsfähigkeit
des Herzens [34, 40, 103, 132, 140, 173, 176, 197]. Auch die *Messung des Sauerstoff-
verbrauchs* ist am isolierten Herzen im Gegensatz zum Herzen in situ unproblematisch.
Die methodisch eleganten aber sehr aufwendigen „Entsättigungsverfahren", z. B. mit
Argon [134], oder die Meßverfahren mit radioaktiv markierten „microspheres" sind
nur unter Steady-state-Bedingungen durchführbar [189]. Aus diesem Grund ließ sich bei
den vorliegenden Studien lediglich der regionale Fluß der LAD der linken Koronararterie
messen, der aber als repräsentativ für die gesamte Perfusion des linken Ventrikels gilt.

Der O_2-Verbrauch kann deshalb nur als prozentuale Abweichung angegeben werden. Als
brauchbares Maß für die myokardiale O_2-Ausschöpfung wird jedoch der venöse pO_2 des
Sinus coronarius angesehen.

Die *Kreatinphosphokinaseaktivität (CPK)* gilt als gutes Maß für myokardiale Zellschäden
[13, 99, 128]. Die während Reanimation gemessenen CPK-Werte lassen mit Einschränkung
Rückschlüsse auf myokardiale Schäden zu. Die CPK steigt bereits 15 min nach Ischämie des
Myokards steil an, dagegen nach Skelettmuskelischämie erst nach 3—4 h [22a]. Da die trau-

matischen Schäden durch die Präparationen in allen Gruppen der vorliegenden Studie gleich waren und erst nach deren Ende der Ausgangswert der CPK gemessen wurde, kann eine massive CPK-Erhöhung zusammen mit den ultrastrukturellen Veränderungen als Ausdruck myokardialer Zellschädigung angesehen werden. Zusätzliche Einflüsse durch die direkte Herzmassage sind zu erwarten [1].

6 Ergebnisse

6.1 Asphyktischer Herzstillstand

6.1.1 Hämodynamik

Die Unterbrechung der alveolären Ventilation durch Abklemmen des intratrachealen Tubus
führte bei 102 Hunden innerhalb von 5—8 min (Mittelwert 5 min 45 s) zum hämodynamischen HKST (Sistieren der typischen Druckschwankungen im linken Ventrikel).

Während der Phase der Asphyxie bis zum Kreislaufstillstand stiegen die *Drücke* im linken Ventrikel, in der Aorta, der A. pulmonalis, V. cava superior (ZVD) und im venösen Ab-
fluß des Gehirns (Confluens sinuum) bis auf das 4fache der Ausgangswerte an (Abb. 9 und
10; stellvertretend ist der Verlauf bei Gruppe 4 dargestellt).

2—3 min nach Sistieren der Ventilation wurde der koronare Blutfluß bis auf das 8fache
des Ausgangswertes gesteigert (Abb. 11a). Dagegen nahm der Blutfluß in der A. carotis communis im Durchschnitt nur um 20—30% und die Blutströmung in der A. femoralis um 10—20%
zu (ohne Abb.). Der mittlere renale Blutfluß fiel dagegen bereits nach 1 min gegen Null ab
(Abb. 11b).

6.1.2 Katecholamine

Die kurzfristige Steigerung der hämodynamischen Parameter war zurückzuführen auf einen
Konzentrationsanstieg der Katecholamine im Serum: Die Adrenalinkonzentration war bei
Eintreten des Kreislaufstillstands um den Faktor 23 (von $11,5 \pm 7$ auf $286,7 \pm 119$ ng/ml;
n = 8), die Noradrenalinkonzentration um den Faktor 47 (von $3,2 \pm 1,9$ auf 149 ± 77 ng/ml;
n = 8) angestiegen. Die Dopaminkonzentration hatte sich verdoppelt ($5,5 \pm 4,1$ auf $10,0 \pm$
$3,2$ ng/ml; n = 8).

6.1.3 Laktat, Pyruvat

Der Laktat/Pyruvat-Quotient [145] nahm während der Asphyxiezeit zu aufgrund des Laktat-
anstiegs und des Pyruvatabfalls. Die mittlere Laktatkonzentration im arteriellen Blut war
während der Asphyxiezeit bis zum Herzstillstand um 75% (von $3,7 \pm 1,8$ auf $6,0 \pm 1,9$ mmol/l;
n = 8), am Ende des 5-minütigen Herzstillstands auf das Doppelte und nach 5-minütiger
Herzmassage ohne Medikamente auf das 3fache des Ausgangswertes angestiegen [Mittelwert
nach 5 min Herzstillstand $6,57 \pm 1,33$ mmol/l (** $p < 0,01$), nach 4- bis 5-minütiger Herzmassage $11,3 \pm 1,9$ mmol/l (*** $p < 0,001$)]. Im koronarvenösen Blut betrug die Laktatkon-

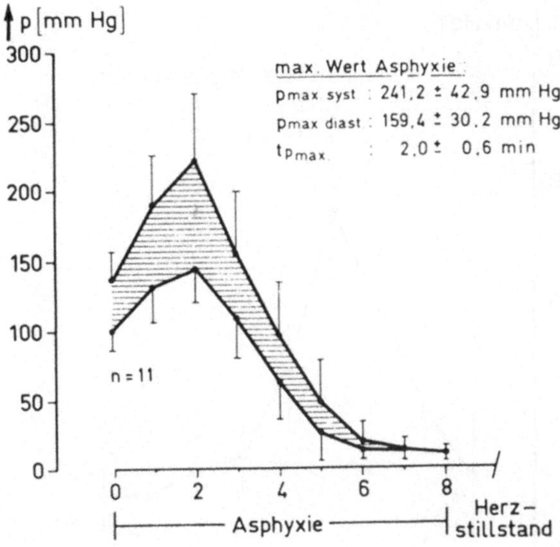

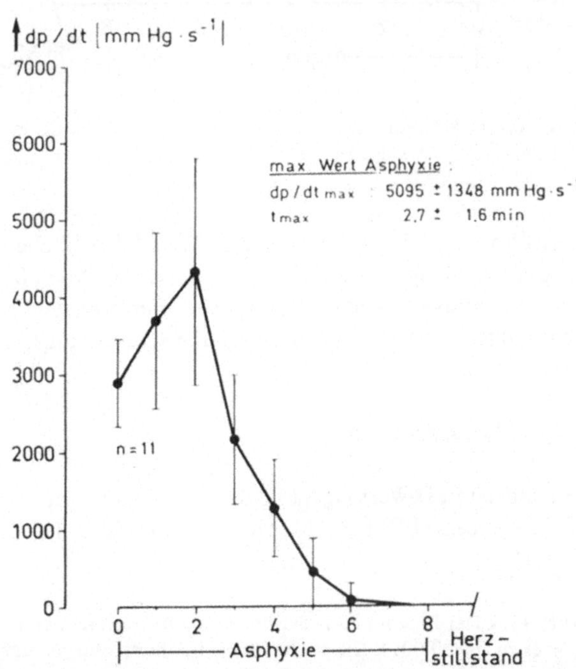

Abb. 9. Der Blutdruck im Aortenbogen und die maximale linksventrikuläre Druckanstiegsgeschwindigkeit (dp/dt_{max}) nehmen nach Abklemmen des intratrachealen Tubus innerhalb von 2–3 min bis auf das Doppelte des Ausgangswertes zu. Dargestellt sind die Mittelwerte ± Standardabweichung

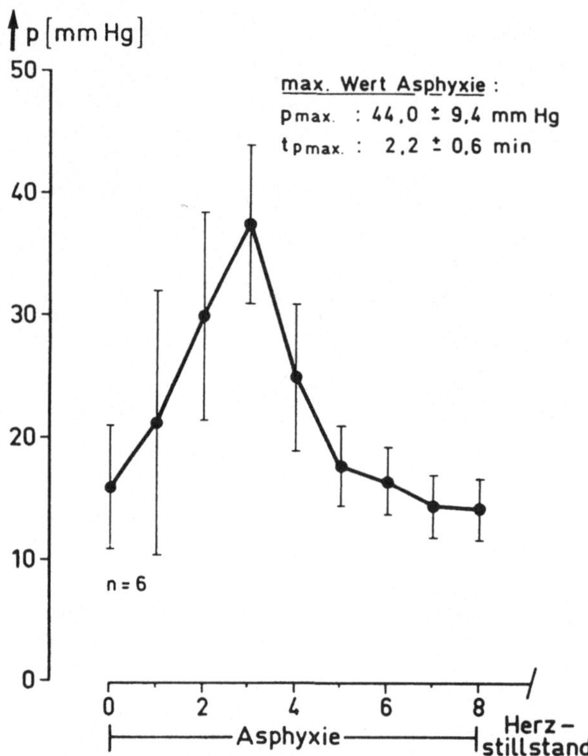

Abb. 10. Der Mitteldruck in der A. pulmonalis steigt im Durchschnitt 2,2 min (tp_{max}) nach Sistieren der Ventilation auf etwa das Dreifache des Ausgangswertes an (p_{max}); $p < 0,001$

zentration nach 5minütigem Herzstillstand das 3fache des Ausgangswertes [AW 3,1 ± 1,1 mmol/l, nach Herzstillstand 9,2 ± 4 mmol/l (** $p < 0,001$)].

Die Pyruvatkonzentration war bei Herzstillstand auf etwa die Hälfte des Ausgangswertes abgesunken (von 30 ± 17 mmol/l auf 13 ± 6 mmol/l; n = 8).

6.1.4 Blutgasparameter

Der mittlere pH-Wert lag zu Beginn der Reanimationsmaßnahmen bei 7,1 ± 0,07, der mittlere Base excess (BE) bei −11 ± 4 mmol/l (s. Abb. 12) und der pCO_2-Wert bei 74 ± 3 mmHg (n = 102).

Abb. 11. a Der Fluß im LAD der linken Koronararterie nimmt im Mittel auf das 8fache des Ausgangs-   ▶
wertes zu ($p < 0,001$). Die großen Standardabweichungen ergeben sich aus der Verschiebung der zeitlichen Abläufe zwischen den Individuen. Im Mittel wurde das Maximum nach 2,2 min erreicht (tQ_{max}).
b Der mittlere Blutfluß in der A. renalis nimmt in der Asphyxiephase nicht zu, sondern bereits nach 1 min ab. Die große Standardabweichung des mittleren Ausgangswertes ergibt sich aus der Streuung der Tiergewichte

Mittelfluß A. coronaria (LAD)

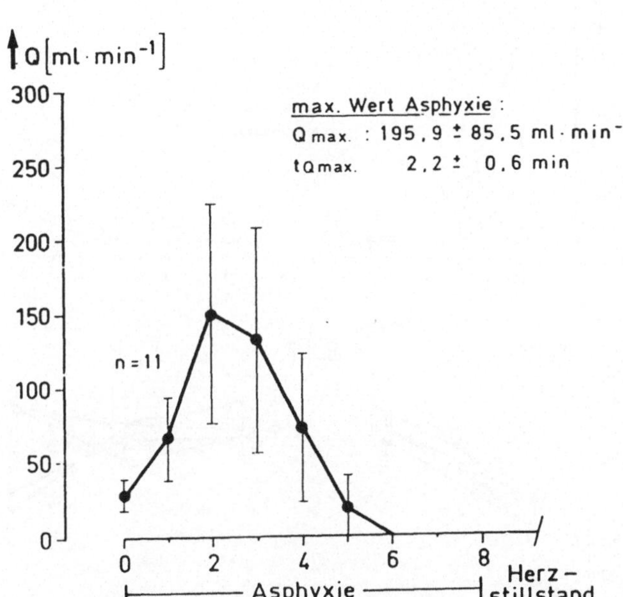

Mittelfluß A. renalis

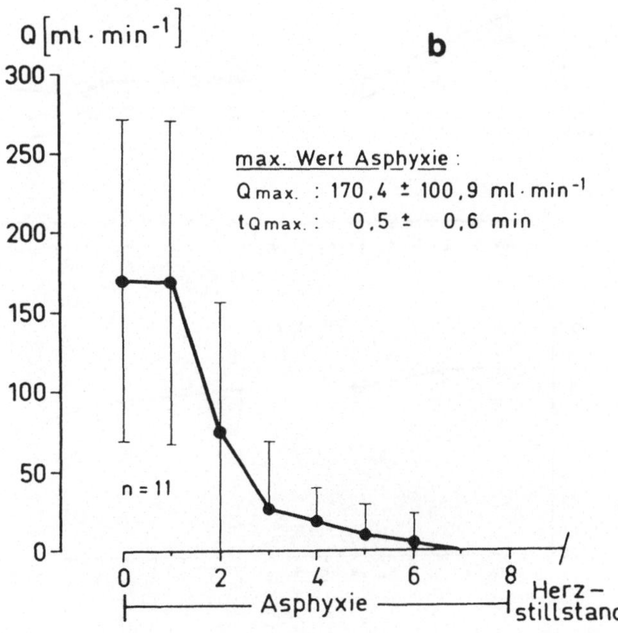

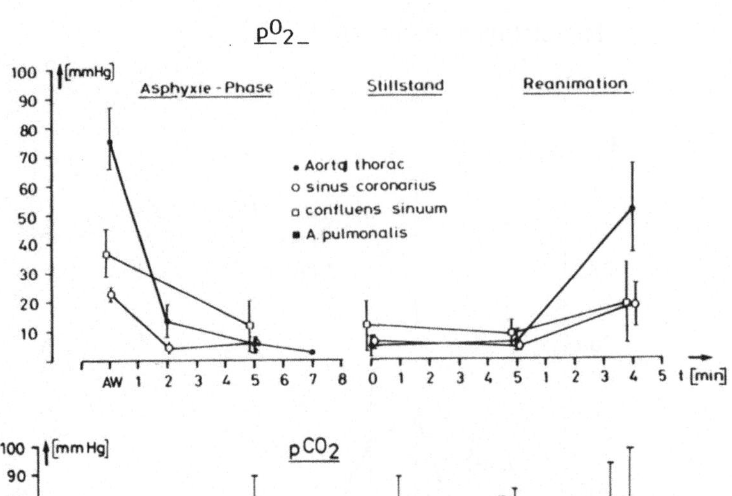
pO2
[mmHg]
100 90 80 70 60 50 40 30 20 10
Asphyxie - Phase
Stillstand
Reanimation
Aorta thorac
sinus coronarius
confluens sinuum
A. pulmonalis
AW 1 2 3 4 5 6 7 8
0 1 2 3 4 5 1 2 3 4 5 t [min]

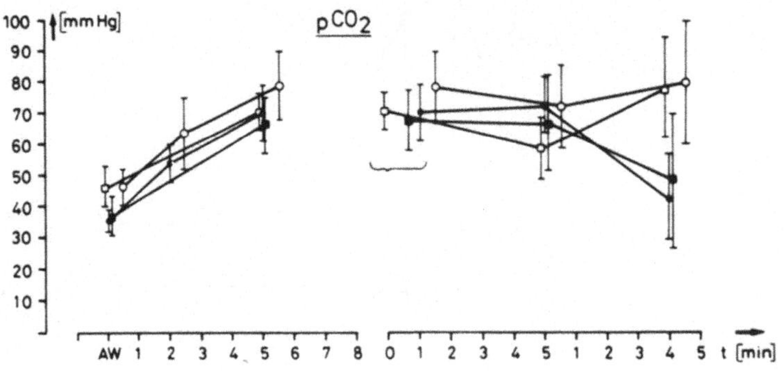
[mm Hg]
pCO2
100 90 80 70 60 50 40 30 20 10
AW 1 2 3 4 5 6 7 8
0 1 2 3 4 5 1 2 3 4 5 t [min]

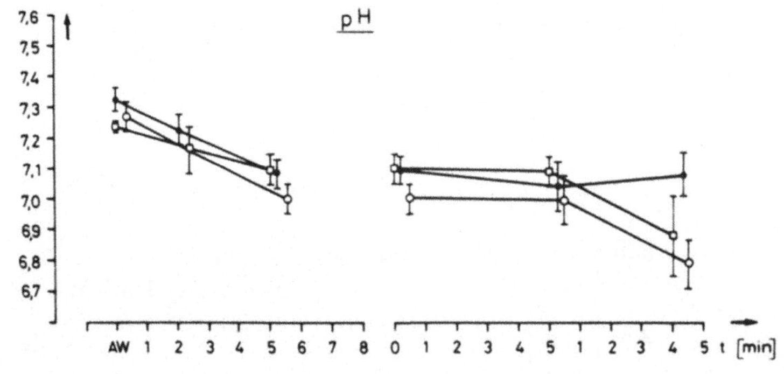
pH
7,6 7,5 7,4 7,3 7,2 7,1 7,0 6,9 6,8 6,7
AW 1 2 3 4 5 6 7 8
0 1 2 3 4 5 1 2 3 4 5 t [min]

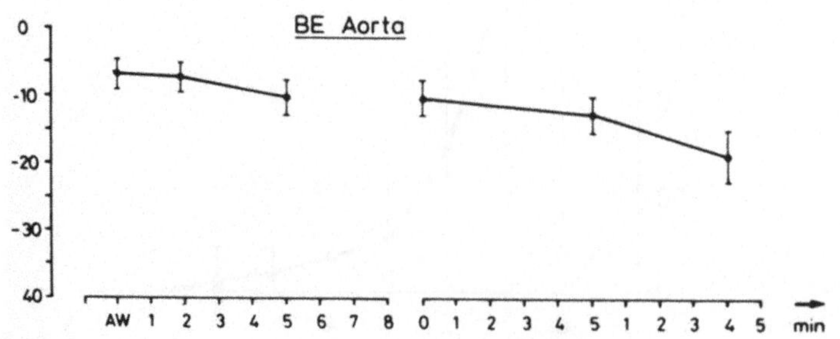
BE Aorta
0 -10 -20 -30 -40
AW 1 2 3 4 5 6 7 8
0 1 2 3 4 5 1 2 3 4 5 min

6.2 Reanimation mit und ohne Azidoseausgleich

6.2.1 Blutgas- und Elektrolytwerte bei Reanimation ohne Applikation von Medikamenten

Abbildung 12 zeigt die zeitlichen Verläufe der Blutgaswerte, die im arteriellen Blut der thorakalen Aorta, im venösen Blut des Sinus coronarius und des Confluens sinuum während der Asphyxiephase und der Reanimationsphase I (ohne Medikamentenapplikation) gemessen wurde. Während des Herzstillstands lag der O_2-Partialdruck im arteriellen und venösen Blut durchschnittlich unter 5 mmHg, wobei im Confluens sinuum etwas höhere Werte gemessen wurden als in der thorakalen Aorta und im Sinus coronarius. Im Verlauf des 5minütigen Herzstillstands trat dabei keine Änderung auf.

Durch die Beatmung mit Luft und die interne Herzmassage wurde im arteriellen Blut ein pO_2 erreicht, der ca. 70% des Ausgangswertes betrug. Auch im Sinus coronarius konnte der Ausgangs-pO_2 von 23 mmHg fast erreicht werden. Dagegen wurden im Confluens sinuum nur Werte um 50% des mittleren Ausgangswertes gemessen.

Der arterielle und koronarvenöse pCO_2 stieg während der Asphyxiephase etwa auf das Doppelte an. Während des Herzstillstands trat keine wesentliche Änderung ein. Durch die kontrollierte Beatmung und die Herzmassage nahm der mittlere arterielle pCO_2-Wert signifikant ab auf physiologische Werte. Im Gegensatz dazu war im Sinus coronarius ein leichter Anstieg des pCO_2 zu verzeichnen. Im Confluens sinuum wurde während der Stillstandsphase des Herzens ein Abfall, danach während der Herzmassage ein signifikanter Anstieg ($p < 0,05$) des mittleren pCO_2 gemessen. Nach 5minütiger Herzmassage war der mittlere pCO_2 im Confluens sinuum sowohl gegenüber dem Ausgangswert als auch gegenüber dem mittleren aortalen pCO_2 signifikant ($p < 0,001$) erhöht.

Entsprechend unterschiedlich war auch das Verhalten der mittleren *pH-Werte* zwischen den verschiedenen Abnahmepunkten (Abb. 12). Der mittlere pH-Wert nahm arteriell und venös in der Asphyxiephase signifikant ab, am stärksten im Sinus coronarius und blieb während der Stillstandszeit etwa konstant. Unter der Herzmassage stieg der arterielle pH-Wert jedoch leicht an und fiel im Gegensatz dazu im Confluens sinuum, besonders aber im Sinus coronarius signifikant weiter ab auf einen Mittelwert von 6,8. In der A. pulmonalis zeigten die gemischt-venösen Blutgaswerte ein paralleles Verhalten zum arteriellen Blut (in Abb. 12 nicht dargestellt).

Der zeitliche Verlauf der K^+-, Ca^{++}- und Mg^{++}-Konzentrationen ist in Abb. 13 dargestellt. Während der Asphyxiephase war die *Kaliumkonzentration* im Serum sowohl im Sinus coronarius als auch im arteriellen Blut auf etwa 5 mmol/l ($p < 0,001$) angestiegen und hielt diesen Wert während des Herzstillstands. Unter der Herzmassage verhielten sich die Kaliumkonzentrationen im arteriellen Blut und im koronarvenösen Blut spiegelbildlich entgegengesetzt: signifikanter Anstieg im arteriellen Blut auf 6,5 mmol/l ($p < 0,05$), dagegen Abfall im koronarvenösen Blut (nicht signifikant).

◄ **Abb. 12.** Verhalten der Blutgasparameter während Asphyxiephase, Kreislaufstillstand und Reanimation ohne Pharmakotherapie (Gruppe 1). Dargestellt sind Mittelwerte ± Standardabweichungen: 1. der Ausgangswert (*A W*) im Steady state vor Asphyxiephase, 2. zum Zeitpunkt des Maximums des koronaren Flusses in der Asphyxiephase (2,2 ± 0,6 min nach Abklemmen des Tubus; s. Abb. 10) 3. bei Herzstillstand, 4. vor Beginn von Beatmung und Herzmassage und 5. nach 4- bis 5minütiger Reanimationsdauer (n = 8)

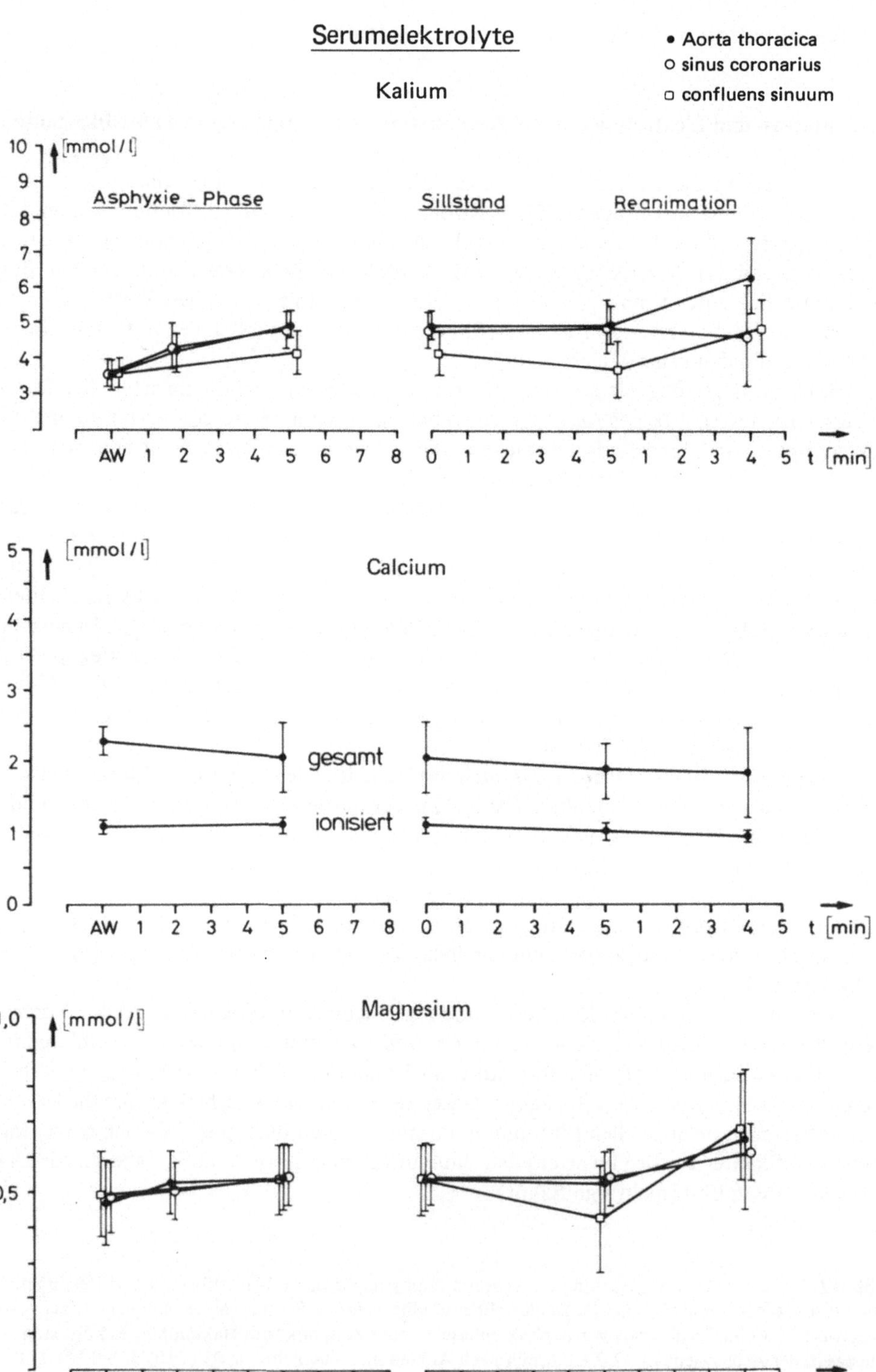

Serumelektrolyte
Kalium
Aorta thoracica
sinus coronarius
confluens sinuum
10 [mmol / l]
9
8
7
6
5
4
3
Asphyxie - Phase
Sillstand
Reanimation
AW 1 2 3 4 5 6 7 8 0 1 2 3 4 5 1 2 3 4 5 t [min]
5 [mmol / l]
4
3
2
1
0
Calcium
gesamt
ionisiert
AW 1 2 3 4 5 6 7 8 0 1 2 3 4 5 1 2 3 4 5 t [min]
1,0 [mmol / l]
Magnesium
0,5
AW 1 2 3 4 5 6 7 8 0 1 2 3 4 5 1 2 3 4 5 t [min]

Die *Magnesiumkonzentration* im Serum veränderte sich während der Asphyxie- und Stillstandsphase des Herzens im arteriellen und venösen Blut nur unwesentlich. Auffällig war jedoch die Abnahme der Magnesiumkonzentration während des Herzstillstands im Confluens sinuum (nicht signifikant).

Die *Kalziumkonzentrationen* zeigten während Asphyxiephase und Reanimation keine nennenswerten Schwankungen.

6.2.2 Reanimation mit Adrenalin bei Azidose, Alkalose und ausgeglichenem pH

Reanimationserfolg
Wie Tabelle 1 zusammenfaßt, führten die Reanimationsmaßnahmen bei einer *Überkompensation der Azidose mit NaHCO₃* (pH > 7,55 während der Reanimation oder in der Erho-

Tabelle 1. *Reanimationserfolg* (Wiedereinsetzen spontaner Pumpfunktion des Herzens > 30 min), *Häufigkeit von Kammerflimmern (KF)* pro Gruppe und pro Versuchstier *(VT)* und *Defibrillationsergebnis* nach Reanimation mit Adrenalin a) ohne NaHCO₃ (Gruppe 2, Azidose, pH < 7,15), b) NaHCO₃ im Überschuß (Gruppe 3, Alkalose, pH > 7,55), sowie mit c) titrierter NaHCO₃-Applikation (2 Dosen, ausgeglichener pH-Wert). (Signifikanzangaben nach dem χ^2-Test)

	Azidose (Gruppe 2)	Alkalose (Gruppe 3)	Ausgegl. pH-Wert (Gruppe 4)	Signifikanz
VT (n)	4	7	11	
Reanimationserfolg				
erfolgreich	3	1*	11	p < 0,001
erfolglos	1	6	0	
Flimmerhäufigkeit				
VT mit KF/Gruppe	4	7	8	n.s.
KF-Häufigkeit/VT				
1 mal	1	1*	6	
2- bis 4 mal	3	0	2	p < 0,001
5 mal	0	6	0	
Defibrillationsergebnis				
spontane Pumpfunktion	3	(1*)	8	
frustrane Herzaktion	1	0	0	p < 0,001
irreversibles Flimmern + "stone heart"	0	6	0	

◄ **Abb. 13.** Verhalten der Elektrolytwerte während Asphyxiephase, Kreislaufstillstand und Reanimation ohne Pharmakotherapie (Gruppe 1). Signifikante (p < 0,001) Zunahme des Serumkaliums in der Aorta auf 5,0 ± 0,53 mmol/l bis zum Herzstillstand. Während der 5 minütigen Herzmassage weitere Zunahme auf 6,43 ± 1,10 mmol/l (p < 0,05). Bei gleichem Ausgangswert ist das Serumkalium im venösen Blut des Gehirns (Confluens sinuum) während Reanimation signifikant niedriger (p < 0,01) als im aortalen Blut. Serumkalzium und -magnesium zeigen während Asphyxiephase und Reanimation keine signifikanten Änderungen (n = 8)

lungsphase) nur in einem von 7 Fällen (Tabelle 1, Gruppe 3: 1*) zu einer bleibenden spontanen Zirkulation über 30 min (in diesem Falle wurde nach der zweiten $NaHCO_3$-Dosis in der Erholungsphase Diltiazem über einen Perfusor (50 μg/kg KG min) appliziert; s. 7.4.5).

Ohne Pufferung der zu Beginn der Reanimation vorherrschenden gemischten Azidose (mittlerer pH-Wert ca. 7,1; pCO_2 74 mmHg im aortalen Blut) waren die Reanimationsmaßnahmen nach Adrenalinapplikation bei 3 von 4 Tieren erfolgreich.

Zwei der zunächst erfolgreich reanimierten Tiere verstarben nach 65 bzw. 114 min. Die Blutdruckwerte fielen dabei langsam auf 0 ab. Nur ein Tier überlebte 120 min bei guter Kreislauffunktion.

Wurde die im Verlauf der Asphyxiephase aufgetretene Azidose nach der Adrenalininjektion während der Reanimation und nach Wiedereinsetzen der spontanen Kreislauffunktion mit $NaHCO_3$ ausgeglichen, so war die Wiederbelebung des Kreislaufs im Durchschnitt innerhalb von 4 min erfolgreich. 10 von 11 Tieren überlebten den Untersuchungszeitraum von 120 min, eines starb nach 90 min. Als Ursache für die Erfolglosigkeit der Wiederbelebungsmaßnahmen trat in Alkalose in 4 Fällen irreversibles Flimmern und in 2 Fällen eine autoptisch gesicherte Kontraktur auf.

Nicht beherrschbare frustrane Herzaktion nach Defibrillation bei Kammerflimmern führte bei einem Tier der Azidosegruppe (ohne $NaHCO_3$) zum endgültigen Mißerfolg der Reanimationsmaßnahmen.

Tabelle 1 ist zu entnehmen, daß die Anzahl der Tiere, bei denen während der Reanimation Flimmern auftrat, in allen 3 Gruppen etwa gleich häufig war. Nach titriertem Azidoseausgleich trat Flimmern jedoch in der Regel nur einmal auf, wogegen in Alkalose, bei Überkompensation der Azidose, i. allg. mehr als 5mal Flimmern pro Tier auftrat. Die Azidosegruppe nahm eine Zwischenstellung ein. Signifikant unterschiedlich war auch der Defibrillationserfolg. Ohne Azidoseausgleich und bei ausgeglichenem pH ließ sich das Kammerflimmern durch Defibrillation regelmäßig beheben, wogegen in Alkalose die Defibrillation nur einmal zu einer geregelten Herzaktion führte. In allen übrigen Fällen war das Flimmern nicht defibrillierbar (irreversibles Flimmern).

Hämodynamische Parameter

Die mittleren Ausgangswerte des *Blutdrucks* unter Herzmassage betrugen übereinstimmend für die Azidose-, Alkalose- und die Gruppe mit ausgeglichenem pH 45—48 mmHg systolisch und 12—20 mmHg diastolisch. Nach zentralvenöser Adrenalininjektion mit nachfolgender $NaHCO_3$-Applikation (nach 30 s) stiegen der systolische und der diastolische Aortendruck jedoch signifikant (p < 0,005) höher an, als wenn kein $NaHCO_3$ gegeben wurde (Abb. 14). 3 min nach Adrenalingabe waren in der Gruppe ohne Azidoseausgleich noch immer deutlich niedrigere Druckwerte in der Aorta festzustellen als in den Fällen mit ausgewogenem Azidoseausgleich 2 min vorher.

In den Gruppen mit ausgeglichenem pH war zu diesem Zeitpunkt bereits bei der Mehrzahl der Fälle eine bleibende suffiziente Zirkulation wiederhergestellt. Somit war die erforderliche *Reanimationszeit* nach Azidoseausgleich signifikant kürzer (4,2 ± 2,4 min gegenüber 18,3 ± 2,8 min bei der Gruppe ohne $NaHCO_3$-Applikation; p < 0,001).

Auch die maximal erreichten Blutdruckwerte in der Erholungsphase (Abb. 14) waren ohne Azidoseausgleich gegenüber gut titriertem Azidoseausgleich signifikant erniedrigt. Auffallend war v. a. der niedrige diastolische Druck in der Azidosegruppe.

Die Zeit bis zum Erreichen dieser Maximalwerte war in Azidose signifikant länger (Azidose 130 ± 92 s; ausgeglichener pH: 32 ± 18 s; p < 0,005).

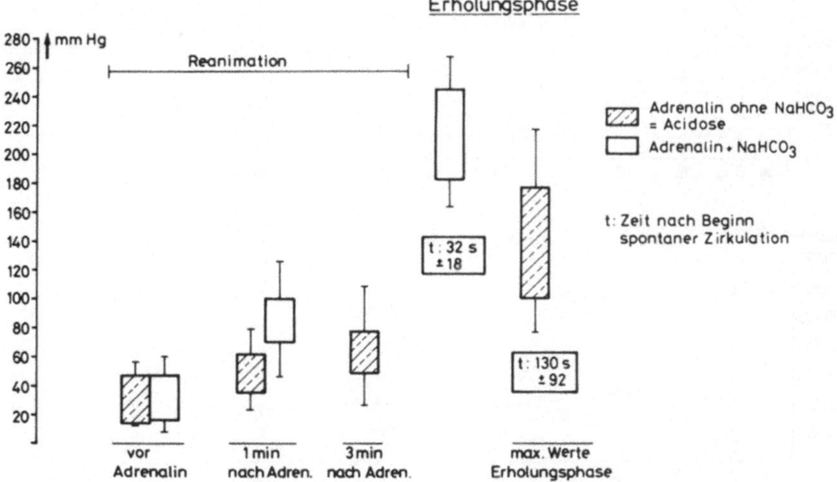

Abb. 14. Blutdruck im Aortenbogen

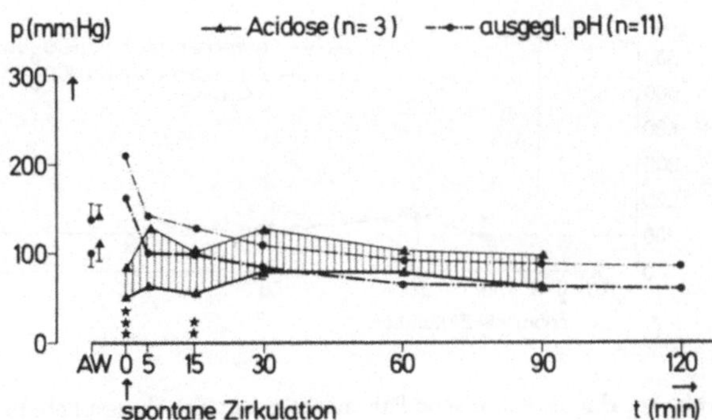

Abb. 15. Blutdruck im Aortenbogen in der Erholungsphase nach Reanimation mit Adrenalin ohne NaHCO$_3$ (= Azidosegruppe, Gruppe 2) bzw. Pufferung mit NaHCO$_3$ nach Adrenalin (= ausgeglichener pH; Gruppe 4): Während der ersten 15 min nach Wiedereinsetzen der spontanen Zirkulation ist der Blutdruck bei ausgeglichenem pH signifikant höher, ** $p < 0,001$; * $p < 0,01$

In den ersten 15 min der Erholungsphase waren die Blutdruckwerte, v. a. der diastolische Druck, in der Azidosegruppe niedriger als in der Gruppe mit ausgeglichenem pH (Abb. 15). Danach näherten sich die Drücke der beiden Gruppen jedoch an.

In der Alkalosegruppe traten zwar kurze Episoden spontaner Zirkulation auf, diese dauerten jedoch durchschnittlich nur 10 min und mündeten meist in irreversibles Flimmern.

In der Gruppe mit schrittweisem Azidoseausgleich (Gruppe 4) lag die Herzfrequenz in der Erholungsphase signifikant höher als ohne Pufferung (Abb. 16a). Während die Frequenz nach Wiedereinsetzen der spontanen Zirkulation in der Azidosegruppe gering unter dem Ausgangswert (80–90%) lag, stieg sie nach Azidoseausgleich auf 175% an. Die Herzfrequenz blieb nach Pufferung gegenüber dem Ausgangswert und der Gruppe ohne Pufferung signifikant erhöht ($p < 0,05$–$0,01$).

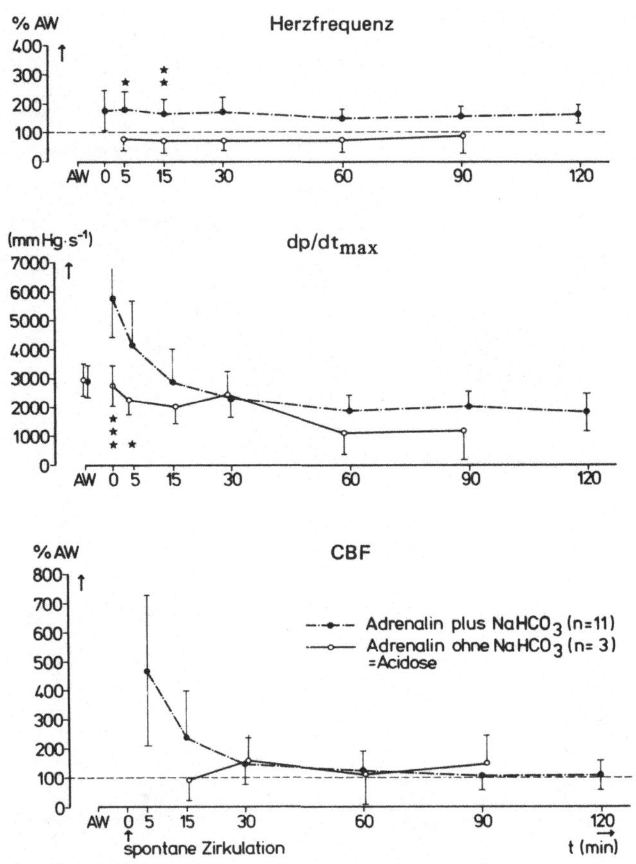

Abb. 16. Hämodynamische Parameter in der Erholungsphase nach Reanimation mit Adrenalin ohne NaHCO₃ (= Azidosegruppe, Gruppe 2) bzw. Pufferung mit NaHCO₃ nach Adrenalin (= ausgeglichener pH; Gruppe 4). (Erläuterungen s. Abb. 15); $\overset{*}{\underset{*}{*}}$ p < 0,001; $\overset{*}{*}$ p < 0,01; * p < 0,05

Die maximale linksventrikuläre Druckanstiegsgeschwindigkeit (dp/dt_{max}) stieg nach Azidoseausgleich zu Beginn der Erholungsphase signifikant auf etwa das Doppelte des Ausgangswertes an (Gruppe 4). Ohne Azidoseausgleich trat dagegen keine Änderung zum Ausgangswert auf. Der Unterschied zwischen den Gruppen war statistisch signifikant (p < 0,001). Nach der 15. Erholungsminute waren die Unterschiede zwischen den Gruppen ausgeglichen und dp/dt_{max} fiel in beiden Gruppen unter die Ausgangswerte ab (Abb. 16b). Das Verhalten des koronaren Flusses war in den Gruppen mit geteiltem und ohne Azidoseausgleich nicht unterschiedlich ab der 30. Erholungsminute (Abb. 16c). In der Adrenalingruppe ohne Azidoseausgleich konnte der koronare Blutfluß erst ab der 15. Minute nach Wiedereinsetzen der spontanen Pumpfunktion gemessen werden.

Blutgasanalysen in Azidose und nach Azidosepufferung

Die aortalen p_aO_2-Werte sowie die koronarvenösen p_vO_2-Werte in der Erholungsphase ohne Azidosepufferung (Gruppe 2) bzw. nach geteilter NaHCO₃-Applikation (Gruppe 4) sind in

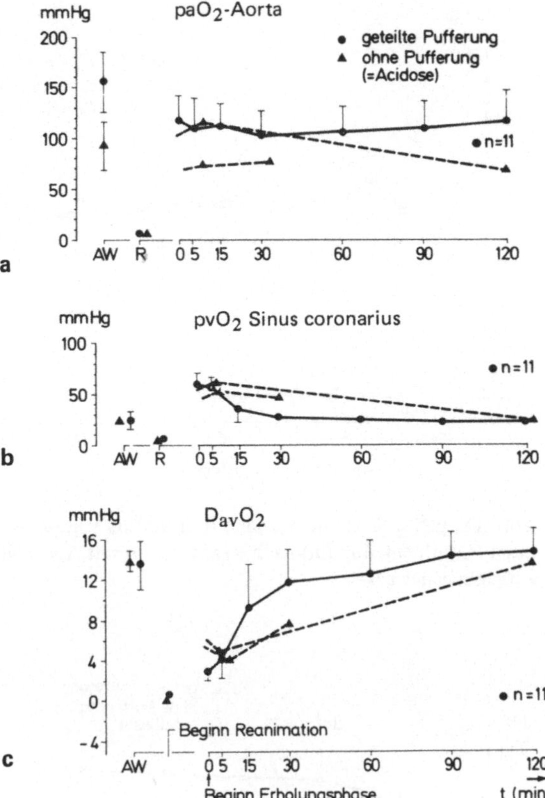

Abb. 17a–c. O$_2$-Partialdrücke im Blut der Aorta und des Sinus coronarius sowie arteriokoronarvöse O$_2$-Gehaltsdifferenz in Azidose bzw. nach Azidosepufferung. Der pO$_2$ im aortalen Blut erreichte in der Erholungsphase mit oder ohne Azidoseausgleich nicht mehr die Ausgangswerte (a). Beachte, daß in der Azidosegruppe nur mit einem F$_I$O$_2$ von 0,21, in der ausgeglichenen Gruppe dagegen mit einem F$_I$O$_2$ von 0,30 bis 0,33 beatmet wurde. Im Gegensatz zum aortalen Blut war der *pO$_2$ im Sinus coronarius* in den ersten 15 min der Erholungsphase signifikant gegenüber dem Ausgangswert erhöht (b). Entsprechend erreichte die *arteriokoronarvenöse O$_2$-Gehaltsdifferenz* in der Azidosegruppe weniger rasch den Ausgangswert (c). In Azidose sind Einzelwerte von 2 Hunden dargestellt

Abb. 17 dargestellt. Es ergeben sich keine grundsätzlichen Unterschiede zwischen den Gruppen.

Der CO$_2$-Partialdruck (Abb. 18) verhielt sich in der Erholungsphase nach Azidoseausgleich im aortalen Blut sowie im venösen Blut des Sinus coronarius und des Confluens sinuum gleichartig. Zu Beginn der spontanen Zirkulation war der pCO$_2$ jeweils deutlich erhöht, am stärksten in der Aorta und am geringsten im Confluens sinuum. In den ersten 30 min nahmen die durchschnittlichen Werte kontinuierlich ab und blieben bis zum Ende der Beobachtungszeit an allen Abnahmestellen über den jeweiligen Ausgangswerten erhöht.

Die pCO$_2$-Werte in der Azidosegruppe zeigten dazu kein grundsätzlich verschiedenes Verhalten (ohne Abb.).

Blut-pH-Werte

Auch der zeitliche Verlauf des Blut-pH-Wertes (Abb. 19) in Phase III war nicht unterschiedlich im arteriellen und venösen Blut. Der primäre Azidoseausgleich mit NaHCO$_3$ hob den pH-Wert von 6,95 bzw. 7,10 (Sinus coronarius bzw. Aorta) zu Beginn der Reanimation auf durchschnittlich 7,25 bis 7,3 an, wobei die Streuung erheblich war. In den ersten 5 min der Rezirkulation kam es zum erneuten Abfall der durchschnittlichen pH-Werte. Mit der 10minütigen NaHCO$_3$-Infusion (6 mmol/kg KG) wurde der pH-Wert nochmals angehoben und erreichte bei 30 min das Ausgangsniveau, auf dem er sich bis zum Versuchsende einpendelte.

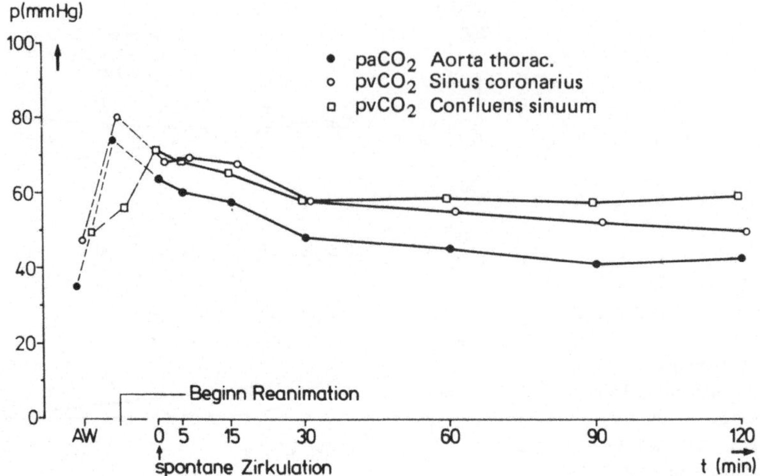

Abb. 18. pCO$_2$-Werte im aortalen Blut und im venösen Blut des Herzens (Sinus coronarius) und des Gehirns (Confluens sinuum) nach Reanimation mit Adrenalin und geteilter Azidosepufferung (= Gruppe 4, ausgeglichener pH)

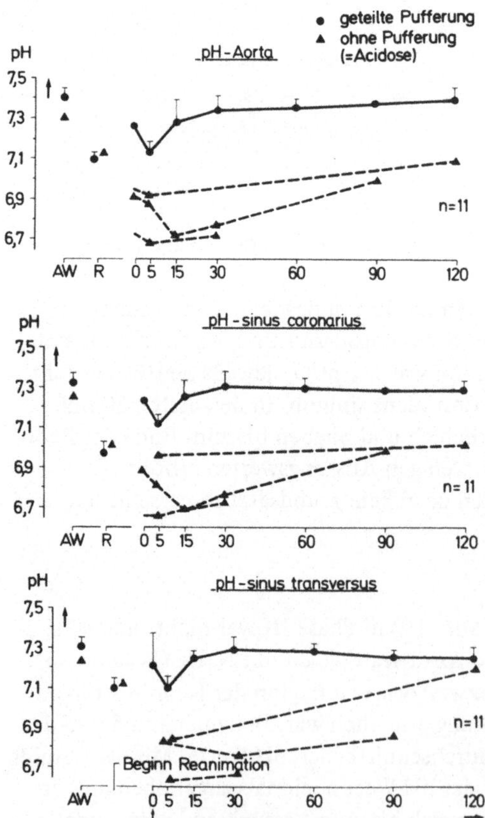

Abb. 19. Verlauf der mittleren pH-Werte in Aorta, Sinus coronarius und Sinus transversus (Gehirn) in Gruppe 4 (schrittweiser Azidoseausgleich). Von Gruppe 2 (keine Azidosepufferung) sind Einzelwerte von 3 Tieren dargestellt (Einzelheiten s. Text)

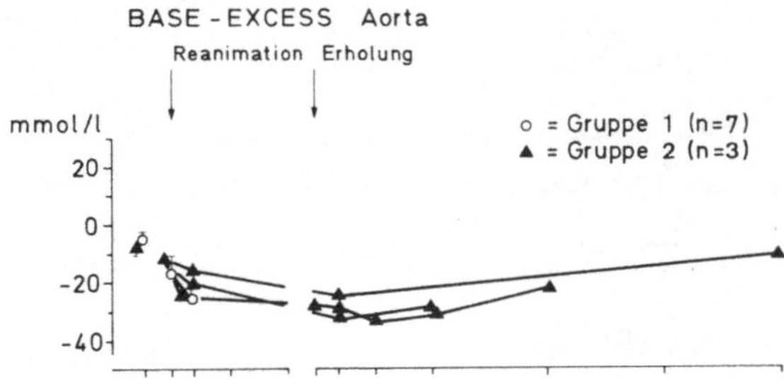

Abb. 20. Base-excess-Verlauf im aortalen Blut während Reanimation (*R*) und Erholungsphase (*E*): Gruppe 1 ohne Azidoseausgleich und ohne Sympathomimetikum (Mittelwerte ± Standardabweichungen), Gruppe 2 ohne NaHCO$_3$ mit Adrenalin (Einzelwerte)

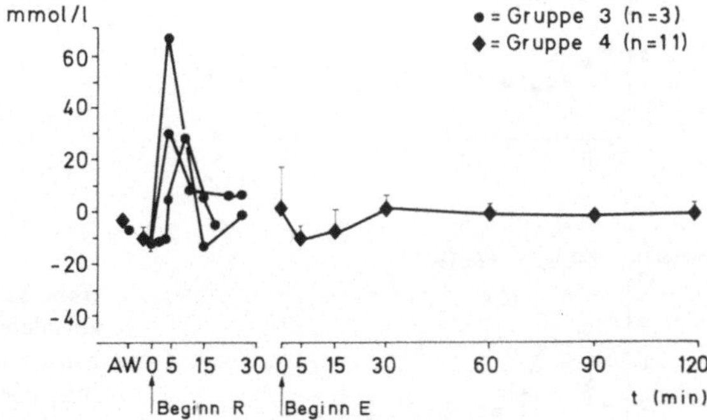

Abb. 21. Base-excess nach überschießender Azidosepufferung (8,6 mmol/kg KG NaHCO$_3$ innerhalb von 15−20 min), Gruppe 3 (Einzelwerte). Nach geteilter NaHCO$_3$-Applikation (Gruppe 4) wird der Ausgangswert (*AW*) nach 30 min Erholungsphase wieder erreicht (Mittelwerte ± Standardabweichungen)

Ohne Azidoseausgleich mit NaHCO$_3$ lagen die pH-Werte in der Erholungsphase durchweg signifikant tiefer. In den ersten 5 min nach Wiedereinsetzen der Zirkulation nahmen sie noch deutlich ab gegenüber den Werten zu Beginn der Reanimationsphase. 5 min nach Wiedereinsetzen der Zirkulation wurde in der Aorta ein mittlerer pH-Wert von 6,81 gemessen. Im Verlauf der Erholungsphase stieg der aortale pH-Wert bis auf 7,11 an. Die rasche und überschießende Kompensation der Azidose in der Reanimation führte in der Alkalose zu einem kurzfristigen positiven Basenüberschuß von 30 bis 68 mmol/l (Abb. 21). Dagegen war das Säure-Basen-Gleichgewicht nach gut titriertem Azidoseausgleich in Gruppe 4 bei Wiedereinsetzen der spontanen Pumpfunktion des Herzens ausgeglichen (BE ± 0). In der Azidosegruppe dagegen fiel der BE in den ersten 30 min der Rezirkulationsphase auf Werte bis −30 mmol/l ab. Bis zum Versuchsende war auch ohne NaHCO$_3$-Infusion eine Verringerung des negativen BE zu beobachten. Entsprechend des gleichartigen Verhaltens von pCO$_2$ und pH im Confluens sinuum und im Sinus coronarius unterschied sich auch der BE im venösen Blut nicht vom aortalen Blut.

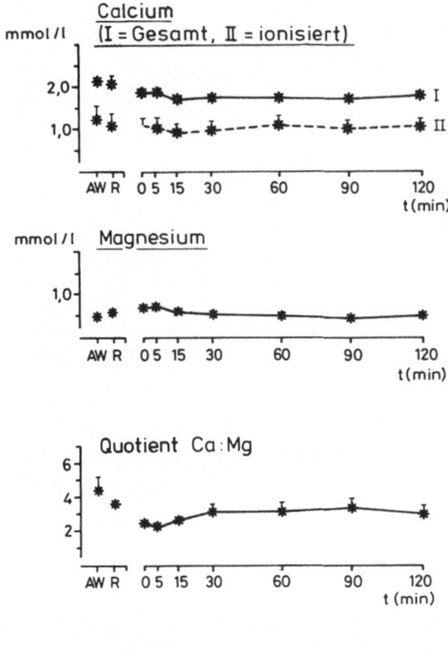

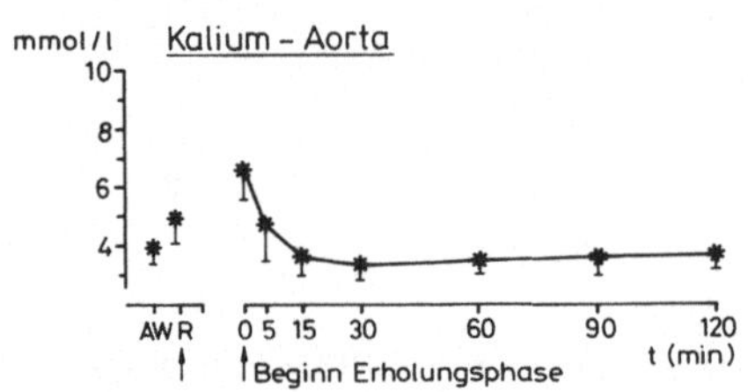

Abb. 22. Mittlere Konzentrationen der Elektrolyte im aortalen Blut in der Erholungsphase (*E*) nach Reanimation (*R*) mit Adrenalin und geteilter Azidosepufferung (Gruppe 4). Beachte den signifikanten Anstieg von Mg^{++} (p < 0,01) und K^+ (p < 0,001) zu Beginn der Reperfusionsphase gegenüber dem Ausgangswert (*AW*)

Elektrolyte

Abbildung 22 zeigt den zeitlichen Verlauf der Serumkalzium- und -magnesiumkonzentrationen. Während sich sowohl in Azidose als auch bei ausgeglichenem pH die Konzentration des *ionisierten Kalziums* während der Reanimations- und Erholungsphase nur wenig verringerte, war die Abnahme des *Gesamtkalziums* gegenüber dem Ausgangswert signifikant (p < 0,05–0,01) nach 15 min Erholungsphase. Die *Mg-Konzentration* stieg gegensinnig zum Kalzium während der Reanimationsphase signifikant an und näherte sich nach 30 min Rezirkulation wieder dem Ausgangswert. Dies spiegelte sich besonders deutlich im Quotienten Ca/Mg wider.

Die *Serumkaliumkonzentration* war während der Asphyxiephase bei allen Tieren auf Werte zwischen 5 und 6 mmol/l angestiegen. Unter Herzmassage stieg die Kaliumkonzentration weiter an auf Werte zwischen 6 und 7 mmol/l (Abb. 22). Ein ähnlicher Konzentrationsanstieg zeigte sich nach kürzerer Herzmassage zu Beginn der Reperfusionsphase des Herzens in Gruppe 4. Mit oder ohne Azidoseausgleich erreichte die mittlere Kaliumkonzentration nach 15 min wieder den Ausgangswert. Während sich nach Azidoseausgleich im weiteren Verlauf keine Änderung ergab, wurden in der Azidosegruppe gegen Versuchsende nochmals erhöhte Kaliumwerte gemessen (ohne Abb.).

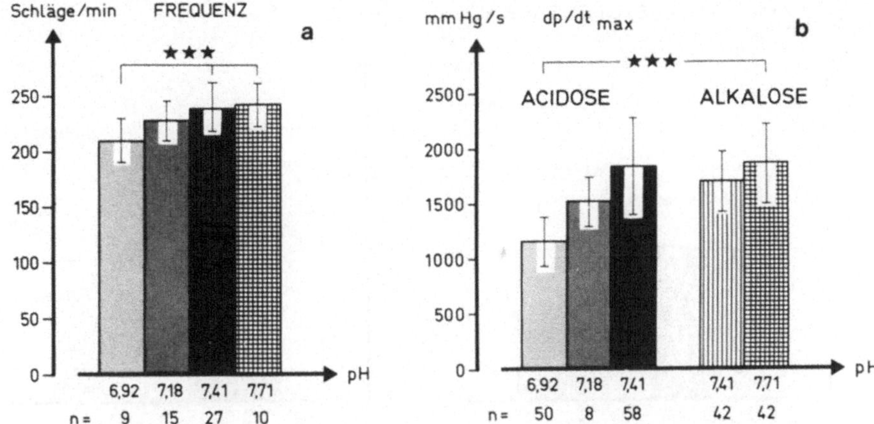

Abb. 23a, b. Die Herzfrequenz (a) und die maximale linksventrikuläre Druckanstiegsgeschwindigkeit (b) waren in Azidose (pH = 6,92) gegenüber pH = 7,41 und Alkalose (pH = 7,71) signifikant vermindert (*** p < 0,001)

In der Gruppe mit überkompensiertem Azidoseausgleich (= Alkalose) wurden in der Reanimationsphase die höchsten Kaliumkonzentrationen gemessen (bis 9,9 mmol/l). Das Verhalten der K^+-Konzentration war in dieser Gruppe jedoch nicht einheitlich; es wurden sowohl Konzentrationsabfälle als auch extreme Anstiege in der Reanimationsphase beobachtet (ohne Abb.).

Die *Natriumkonzentration* im Serum änderte sich während der Reanimations- und Erholungsphase nach Kreislaufstillstand in Abhängigkeit von der $NaHCO_3$-Applikation.

Deutlich erhöhte Na^+-Konzentrationen (180–225 mmol/l) wurden nur bei rascher und überschießender $NaHCO_3$-Infusion in Gruppe 3 gemessen (ohne Abb.).

6.2.3 pH-Veränderungen und kardiale Funktion – Untersuchungen an isolierten Meerschweinchenherzen

Zur Aufklärung grundlegender allgemeiner Auswirkungen von pH-Veränderungen auf das Herz wurden Experimente an isolierten Meerschweinchenherzen nach einer abgewandelten Langendorff-Methode [65] durchgeführt. Dabei waren humorale und nervale Einflüsse ausgeschaltet.

Kardiale Auswirkungen von Azidose und Alkalose allein

Am isolierten Herzen nahm die *Herzfrequenz* (Abb. 23a) mit dem pH-Wert zu. Die mittlere Frequenz bei pH 6,92 war signifikant niedriger als bei pH 7,41 und 7,71 (p < 0,001).

Auch die *maximale linksventrikuläre Druckanstiegsgeschwindigkeit* zeigte eine deutliche Abhängigkeit vom pH. In Azidose von pH 6,92 war dp/dt_{max} hoch signifikant (p < 0,001), gegenüber normalem pH und Alkalose von pH 7,71 vermindert. In Alkalose war der mittlere Kontraktilitätszuwachs um 12% gegenüber pH 7,41 nicht signifikant (Abb. 23b).

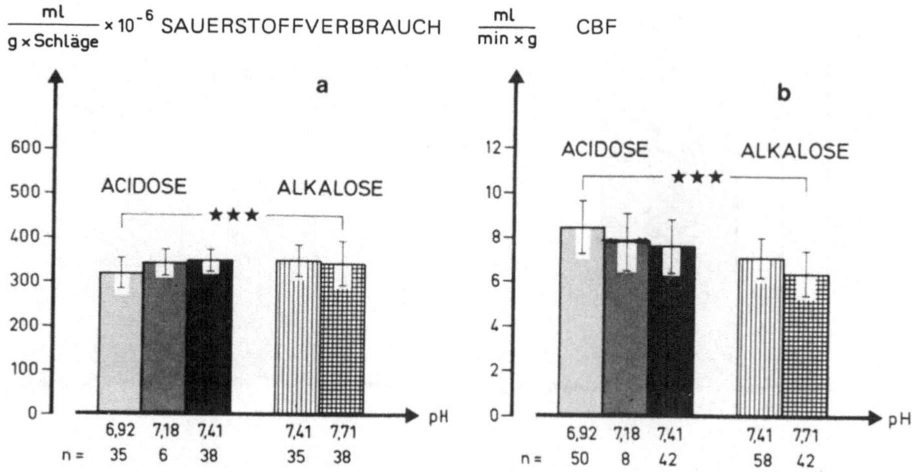

Abb. 24a, b. Sauerstoffverbrauch (a) und koronarer Fluß (b) an isolierten Meerschweinchenherzen in Abhängigkeit vom pH; *** $p < 0{,}001$

Der O_2-*Verbrauch* änderte sich entsprechend der Kontraktionsparameter: in Azidose war er signifikant ($p < 0{,}005$) niedriger als bei normalem pH und Alkalose. Dagegen ließ sich in Alkalose gegenüber pH 7,41 kein Unterschied nachweisen (Abb. 24a).

Der *koronare Blutfluß* (Abb. 24b) war in Alkalose (pH 7,71) signifikant ($p < 0{,}001$) um 40% gegenüber Azidose (pH 6,92) erniedrigt.

Sympathomimetika in Azidose und Alkalose

Wie Abb. 25a, b zeigt, blieb sowohl in Azidose als auch in Alkalose die relative *Kontraktilitätszunahme* mit steigender Adrenalinkonzentration vom jeweiligen pH-Wert weitgehend unbeeinflußt. Die Dosis-Wirkungs-Beziehung war in Azidose jedoch um ca. 30% nach unten und in Alkalose um etwa 12% nach oben verschoben. Die Werte für dp/dt_{max} waren in Azidose in allen Konzentrationsbereichen signifikant gegenüber Alkalose erniedrigt ($p < 0{,}05-0{,}001$).

Auch der O_2-*Verbrauch* zeigte mit steigender Adrenalinkonzentration in allen untersuchten pH-Bereichen eine deutliche Zunahme. Diese Zunahme war bei hohen Konzentrationen gegenüber dem Ausgangswert signifikant ($p < 0{,}05-0{,}01$; Abb. 25b).

Der *koronare Fluß* (Abb. 26a) war in Azidose bei niedriger und hoher Adrenalinkonzentration gegenüber den entsprechenden Alkalosewerten signifikant erhöht ($p < 0{,}001$). Ein prozentualer Zuwachs des koronaren Flusses war jedoch nur bei niedriger Adrenalinkonzentration ($1{,}04 \cdot 10^{-8}$ mol/l) gegenüber dem Ausgangswert zu verzeichnen. Bei höheren Konzentrationen nahm der koronare Fluß nicht weiter zu. Aus dem höheren koronaren Fluß in Azidose und dem niedrigeren O_2-Verbrauch resultierte ein signifikant höherer *koronarvenöser* O_2-*Partialdruck* ohne Adrenalinzusatz um 55%. Nach Adrenalinzusatz verringerte sich dieser Unterschied in allen Konzentrationsbereichen auf etwa 30% (Abb. 26b).

Ohne Adrenalinzugabe war der pO_2 im Sinus coronarius in Alkalose (pH 7,71) um etwa 10% erniedrigt. Nach Adrenalininfusion war in den verschiedenen Konzentrationsbereichen kein Unterschied mehr zwischen normalem pH und Alkalosewerten feststellbar (Abb. 26b).

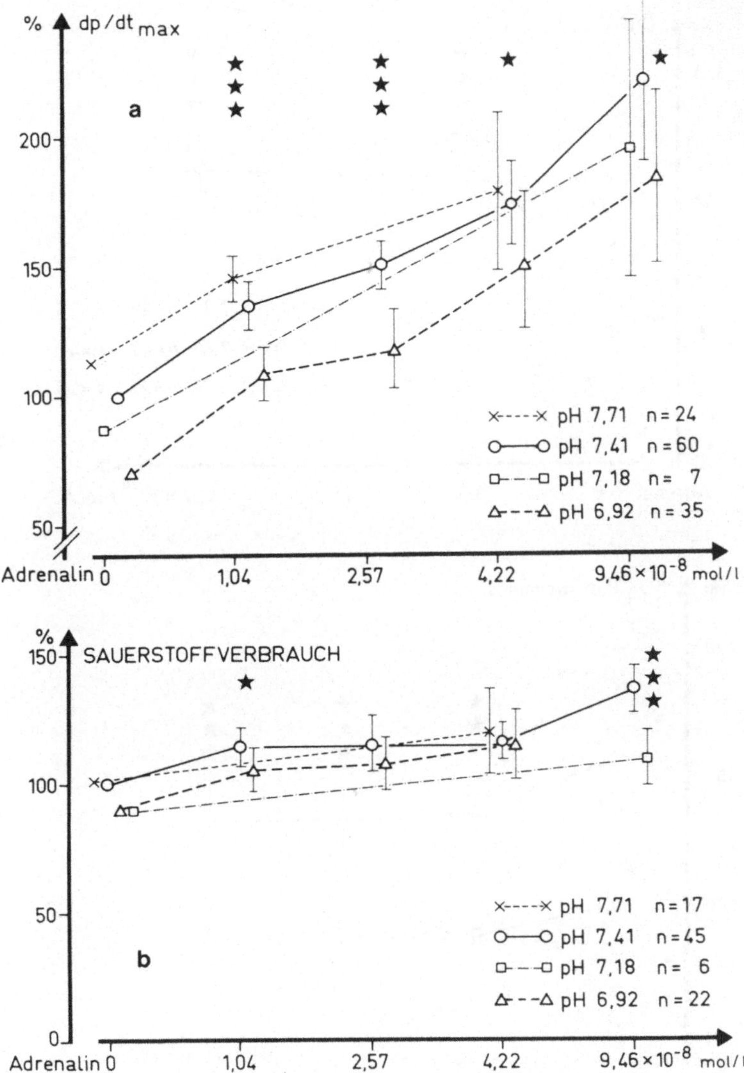

Abb. 25a, b. dp/dt$_{\max}$ (a) und O_2-Verbrauch (b) in verschiedenen pH-Bereichen bei steigender Adrenalinkonzentration. Dargestellt sind die prozentualen Änderungen, bezogen auf den Ausgangswert. Zwischen Alkalose (pH 7,71) bzw. pH 7,41 und Azidose (pH 7,18 und 6,92) ergeben sich signifikante Unterschiede: $^{*}_{**}$ p < 0,001; $^{*}_{*}$ p < 0,01; * p < 0,05

Hinsichtlich dp/dt$_{\max}$, Sauerstoffverbrauch und koronarem Fluß verhielt sich Orciprenalin (ohne Abb.) wie Adrenalin.

Extrakalzium in Azidose und Alkalose

Die Zugabe von Extrakalzium (Erhöhung von 2,52 auf 4,8 mmol/l) führte bei pH 7,41 zu einer Zunahme der maximalen Druckanstiegsgeschwindigkeit und des maximalen linksventrikulären Spitzendrucks um 30%. In Azidose wurden die Werte beider Parameter bei gleicher Ca-Konzentration verdoppelt (ohne Abb.).

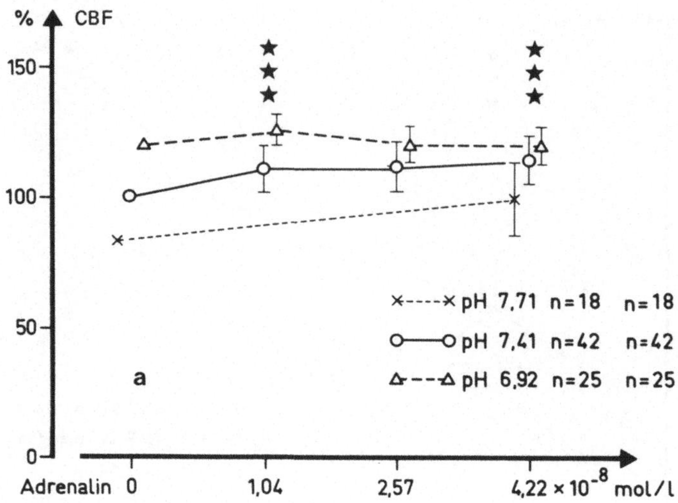

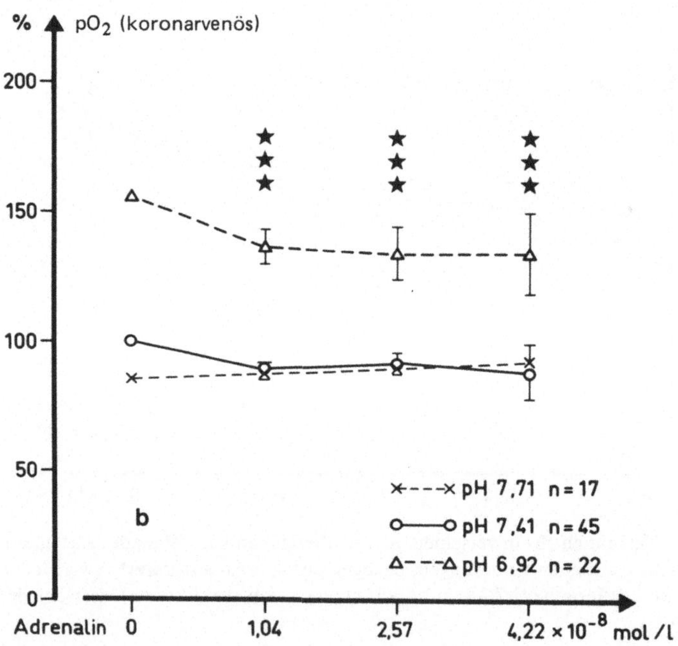

Abb. 26a, b. Der koronare Fluß (a) liegt bei pH = 6,92 signifikant höher als bei pH 7,71 ($\genfrac{}{}{0pt}{}{*}{\genfrac{}{}{0pt}{}{*}{*}}$ p < 0,001). Im Sinus coronarius wird bei pH = 6,92 ein signifikant höherer (p < 0,001) pO_2 als bei pH = 7,41 und 7,71 gemessen (b)

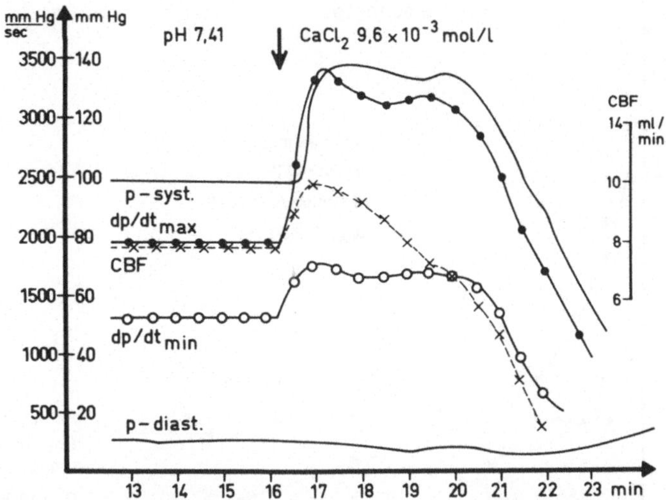

Abb. 27. Kalziumkontraktur: Steigerung der Kalziumkonzentration des Perfusats von 2,52 mmol/l auf 9–12 mmol/l führte bei isolierten Meerschweinchenherzen nach 4minütiger Steigerung der hämodynamischen Parameter zu einem raschen Abfall von maximaler Druckanstiegsgeschwindigkeit (dp/dt_{max}), Erschlaffungsgeschwindigkeit des linken Ventrikels (dp/dt_{min}), linksventrikulärem Spitzendruck (p_{syst}), koronarem Fluß (*CBF*) und Anstieg des linksventrikulären diastolischen Drucks (p_{diast})

Eine Erhöhung der Ca-Konzentration über 10 mmol/l führte jedoch zu keiner weiteren Steigerung der Kontraktionsparameter, sondern ab 12 mmol/l zu einer Kontraktur (Abb. 27).

Bei physiologischem pH 7,41 ließ sich dieses Phänomen bei Ca-Konzentration über 10 mmol/l und in Alkalose (pH 7,71) bereits bei Konzentrationen unter 5,0 mmol/l beobachten. Das Auftreten der Ca-Kontraktur war in jedem pH-Bereich gut reproduzierbar (5 Experimente in jedem Bereich bei Schwankungen der Ca-Konzentration um 1–2 mmol/l).

Auswirkungen von positiv-inotropen Substanzen auf die Flimmerschwelle des Herzens in Azidose und Alkalose

In Alkalose registrierten wir eine erhöhte Neigung zu *spontan auftretenden Arrhythmien* (gehäufte Extrasystolen und Flimmersalven mit spontanem Entflimmern). In Azidose war das Auftreten von Arrhythmien gegenüber Alkalose deutlich verringert (pH 7,71: 33%, pH 6,92: 5%). Beim Umschalten auf pH 6,92 verschwanden unter pH 7,42 aufgetretene Arrhythmien zum großen Teil spontan.

In einer weiteren Versuchsreihe bestimmten wir die *Flimmerschwelle mit elektrischer Stimulation* nach der von Younossi sowie Antoni angegebenen Methode [338].

Abbildung 28 zeigt die Bestimmung der Reizzeit-Spannungs-Kurve bei normalem pH, sowie deren Veränderung in Azidose und Alkalose unter dem Zusatz von Sympathomimetika. Die Flimmerschwelle lag in Azidose höher als bei normalem pH, d. h. es wurden bei gleicher Reizzeit höhere Spannungen zur Flimmerauslösung benötigt. In Alkalose dagegen war die Flimmerschwelle nach unten verschoben, und Flimmern trat demnach früher auf.

In Azidose wurde die Flimmerschwelle, die ohne Substanzzugabe gegenüber normalem pH erhöht war, durch alle geprüften Substanzen erniedrigt. Am deutlichsten war diese Verringerung durch Kalzium, am geringsten durch Orciprenalin.

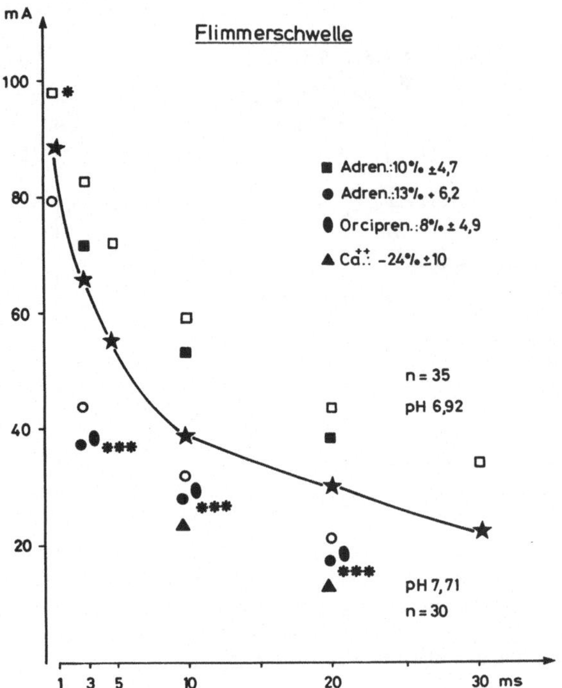

Abb. 28. Reizzeit-Spannungs-Kurve zur Bestimmung der Flimmerschwelle bei pH = 7,41 (durchgezogene Linie), pH = 6,92 □, und pH = 7,71 ○. Nach Zusatz der positiv inotropen Substanzen (geschlossene Symbole) ist die Flimmerschwelle unabhängig vom pH-Bereich gesenkt. Zwischen Azidose und Alkalose ergeben sich signifikante Unterschiede: $*$ p < 0,05; $***$ p < 0,001

Bei *pH-Wert 7,71* war die Flimmerschwelle durch die positiv-inotropen Substanzen weiter erniedrigt. Wiederum am stärksten durch Kalzium. Daraus resultierten bei den untersuchten Substanzkonzentrationen, die in den vorherigen Versuchen dp/dt_{max} um 25% angehoben hatten, hoch signifikante Unterschiede der Flimmerschwelle in Azidose gegenüber Alkalose. Aufgrund der geringen Zahl der durchgeführten Experimente sind diese Ergebnisse allerdings mit Vorbehalt zu verwerten.

6.3 Sympathomimetika in der Reanimation (bei Hunden)

6.3.1 Sympathomimetika in der Phase II der Reanimation

Wiederherstellung der spontanen Pumpfunktion (Abb. 29)
Bei allen 8 Hunden war die Wiederbelebung des Herzens nach asphyktischem Herzstillstand ohne Unterstützung durch Sympathomimetika und ohne Azidosepufferung (s. S. 16) erfolglos. Nur bei 2 von 8 Hunden konnte mit Orciprenalin (0,5 mg/Tier ≙ 0,025 mg/kg KG) innerhalb von 4 min die spontane Herztätigkeit wiederhergestellt werden. Bei 2 weiteren Hunden, die zunächst nur Orciprenalin erhielten, führte die Reanimation nach 17 bzw. 36 min durch Adrenalin noch zur Wiederherstellung der spontanen Pumpfunktion des Herzens. Bei den 6 Hunden, die nicht innerhalb von 4 min mit Orciprenalin reanimiert werden konnten, war die weitere Reanimation durch Abfälle des Blutdrucks kompliziert. Bei 5 dieser 6 Hunde

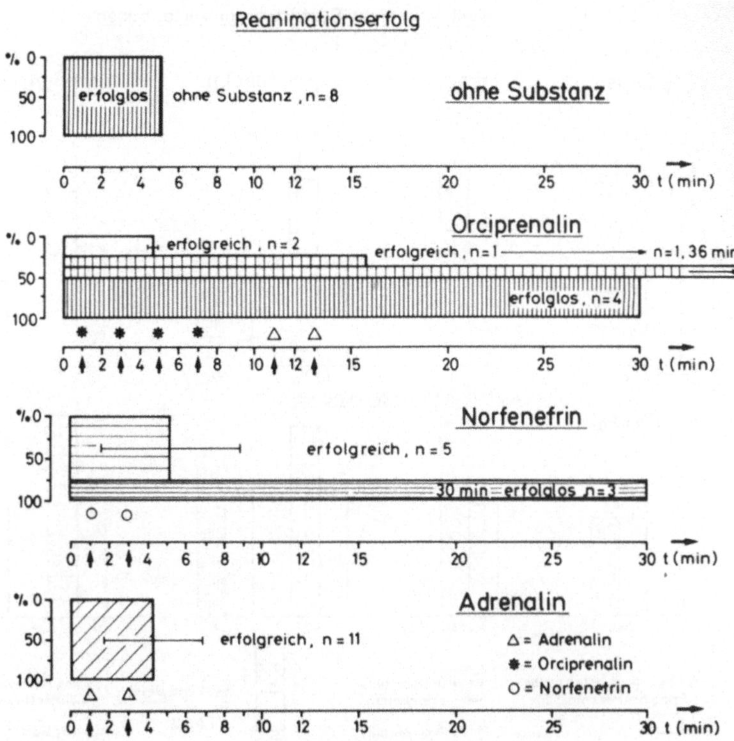

Abb. 29. Die Reanimationsrate (bleibende Wiederherstellung der spontanen Pumpfunktion) ist ohne Sympathomimetikum und ohne Azidosepufferung (0%), mit Orciprenalin (20%) und Norfenefrin (63%) signifikant geringer als mit Adrenalin (100%; $p < 0,001$; χ^2-Test)

führte dies zu erneuten Kreislaufstillständen. Von den Tieren, die Norfenefrin (5 mg/Tier $\hat{=}$ 0,25 mg/kg KG) injiziert erhielten, waren 5 von 8 reanimierbar, und zwar innerhalb von 5,2 min. Nach Adrenalin (1 mg/Tier $\hat{=}$ 0,05 mg/kg KG) dagegen setzte bei allen 11 Hunden innerhalb von 4 min eine bleibende spontane Zirkulation ein. Die Unterschiede dieser Häufigkeiten sind statistisch hoch signifikant ($p < 0,001$, χ^2-Test).

Blutdruckverhalten (Abb. 30)

Unter der Herzmassage wurde in allen Gruppen, ausgehend von einem systolischen Druck von 0–10 mmHg vor der Reanimation, ein linksventrikulärer Spitzendruck von 60–70 mmHg und ein Aortenwurzeldruck von 40–50 mmHg erreicht.

Ohne Sympathomimetika stellte sich ein Druckmaximum ca. 30 s nach Beginn der Herzmassage ein. In der Kontrollgruppe nahmen die Druckwerte danach kontinuierlich ab, hielten sich aber bei Werten von 35–50 mmHg systolisch und 11,5–16 mmHg diastolisch.

Nach Applikation eines der 3 angewandten Sympathomimetika war der Aortenwurzeldruck der erfolgreich reanimierten Tiere signifikant höher als der der Tiere ohne spontane Pumpfunktion von mindestens 30 min Dauer (erfolgreich: 95,1 ± 30,3 mmHg systolisch, 63,7 ± 20,3 mmHg diastolisch; erfolglos: 49,3 ± 21,0 mmHg systolisch, 19,7 ± 9,6 mmHg diastolisch; $p < 0,001$). Dabei betrugen die Blutdrücke der Adrenalingruppe 100/70 mmHg

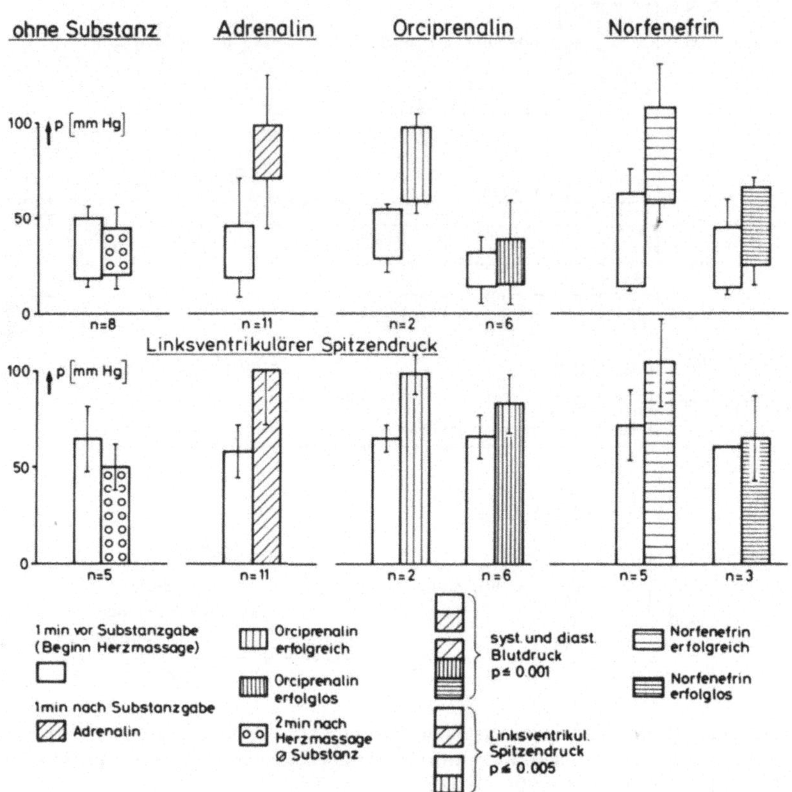

Abb. 30. Vergleich der mittleren systolischen und diastolischen Blutdrücke im Aortenbogen zu Beginn der internen Herzmassage und 1 min nach Applikation von NaCl (Ø = keine Substanz), Adrenalin, Orciprenalin oder Norfenefrin. In der Orciprenalin- und der Norfenefringruppe sind die Blutdruckmittelwerte der erfolgreich und der erfolglos (*engeres Raster*) reanimierten Tiere getrennt dargestellt

gegenüber 40/16 mmHg der ohne Erfolg reanimierten Tiere der Orciprenalingruppe (p < 0,001). Mehrfache Gaben von Orciprenalin senkten den systolischen und diastolischen Aortendruck trotz Herzmassage weiter (Abb. 31a, b).

Die höchsten systolischen Blutdruckwerte wurden in der Norfenefringruppe erreicht (Mittelwert: 109 mmHg). Der mittlere diastolische Druckwert (58 mmHg) lag jedoch deutlich unter dem der Adrenalingruppe. Mittlerer systolischer und diastolischer Blutdruck der erfolgreich mit Norfenefrin behandelten Tiere waren sowohl gegenüber den Tieren ohne bleibende suffiziente Herzfunktion der gleichen Gruppe, als auch gegenüber den erfolglos reanimierten Tiere der Orciprenalingruppe signifikant höher. Nach Norfenefrininjektion ohne nachfolgende ausreichende kardiale Pumpfunktion hielt sich der Blutdruck unter der Herzmassage zwischen 72/33 und 46/10 mmHg.

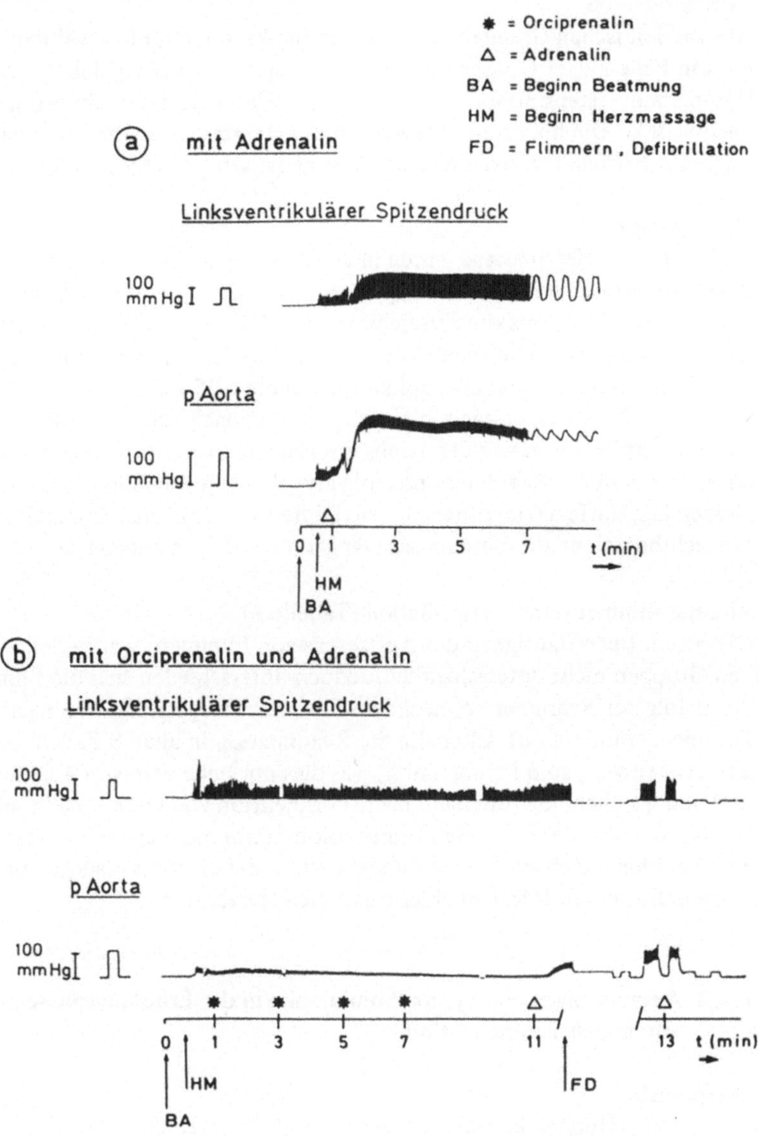

Abb. 31a, b. Originalregistrierung von linksventrikulärem Spitzendruck und Aortendruck während interner Herzmassage (*HM*) bei 2 Hunden; (a) mit Adrenalin (1 mg): Druckanstieg in der Aorta von 45/10 mmHg zu Beginn der HM auf 105/70 mmHg nach Substanzapplikation. Wiederherstellung der spontanen Zirkulation 1,5 min nach Beginn der Reanimation; (b) mit Orciprenalin (4malige Applikation von 0,5 mg): Druckabfall im Aortenbogen von 42/16 mmHg zu Beginn der HM auf 20/5 mmHg nach 10 min. Nachfolgende Adrenalingabe (1 mg) bei 11 min führt zu kurzfristigem Druckanstieg auf 67/37 mmHg, jedoch nicht zur Wiederherstellung eines andauernden spontanen Kreislaufs (*BA* Beatmung, *FD* Flimmern, Defibrillation)

Koronarer Fluß

Aus methodischen Gründen konnten wir den koronaren Fluß während Herzmassage nur in
einigen Fällen jeder Gruppe messen. Der gemessene Fluß lag dabei nach Adrenalinapplikation bei mindestens 30% des Ausgangswerts. Unter Orciprenalin war kein meßbarer Fluß
nachweisbar. Die höchsten Flußwerte unter Herzmassage wurden in der Gruppe der erfolgreich mit Norfenefrin reanimierten Tiere gemessen (Mittelwert 60% des Ausgangswerts).

Herzmassage

Zu Beginn der Herzmassage wurde in allen Gruppen eine HM-Frequenz von 100/min angestrebt, die jedoch nach Substanzapplikation so variiert wurde, daß im linken Ventrikel und
Aortenbogen Druckmaxima erreicht wurden. Die dazu notwendige HM-Frequenz lag nach
Adrenalin- und Norfenefrininjektion bei etwa 70/min, in der Kontrollgruppe (keine Substanz) und nach Orciprenalinapplikation bei etwa 95/min.

Unter der Herzmassage fühlte sich das Herz nach Adrenalingabe immer fest an. Nach
Orciprenalininjektion war der Tonus des Herzens zunächst fest und wurde zunehmend wei-
cher, nachdem der Reanimationserfolg ausgeblieben war. Eine Zwischenstellung nahmen die
Herzen der Norfenefringruppe ein: sie fühlten sich zunächst mittelmäßig fest an und dilatierten sichtbar, wenn die Herzmassage länger als 3–5 min andauerte.

Kammerflimmern und Defibrillation (Tabelle 2)

Die prozentuale Häufigkeit des Auftretens von Flimmern war in den 4 miteinander vergliche-
nen Gruppen nicht unterschiedlich. Jedoch unterschieden sich die Flimmerhäufigkeit und
der Erfolg der Reanimation, nachdem Flimmern aufgetreten war, signifikant zwischen den
Gruppen. Während mit Adrenalin die Reanimation in allen 8 Fällen, bei denen Flimmern
aufgetreten war, zum Erfolg führte, war dies nur bei einem von 4 Fällen mit Orciprenalin,
in 2 von 6 Fällen mit Adrenalin nach Vorinjektion von Orciprenalin und in 3 von 6 Fällen
mit Norfenefrin der Fall. Die Defibrillation führte nämlich in der Adrenalingruppe immer
zu einer bleibenden spontanen Pumpfunktion des Herzens, dagegen nach Orciprenalin und
Norfenefrin in der Regel zu einer frustranen Herzaktion.

6.3.2 Auswirkungen von Sympathomimetika in der Erholungsphase nach
erfolgreicher Reanimation

Orciprenalin

Nur 2 von 8 Hunden konnten erfolgreich mit Orciprenalin reanimiert werden. Auffallend
war, daß bei diesen beiden Tieren die systemischen Drücke während der Stillstandszeit relativ
hoch lagen und mit der Herzmassage höhere Drücke erreicht werden konnten als bei den
Tieren, die nicht erfolgreich mit Orciprenalin wiederbelebt werden konnten (ohne Abb.).

Vergleich von Adrenalin und Norfenefrin

Hämodynamische Parameter. Abbildung 32a–c zeigt, daß der maximale linksventrikuläre
Druck, der systolische und diastolische Blutdruck im Aortenbogen sowie die maximale linksventrikuläre Druckanstiegsgeschwindigkeit im linken Ventrikel nach Norfenefrinapplikation
in den ersten 30 min prozentual zum Ausgangswert höher lagen als nach Adrenalininjektion.
Bei 15 min ergaben sich dabei signifikante Unterschiede. Nach 60 min fielen jedoch die Para-

Tabelle 2. Reanimationserfolg (Anzahl der Tiere mit Wiedereinsetzen spontaner Herzfunktion von mindestens 30 min Dauer); Flimmern (Anzahl der Tiere mit Auftreten von Kammerflimmern in der Reanimationsphase und Flimmerhäufigkeit pro Individuum); Defibrillationsergebnis nach zentralvenöser Injektion von Adrenalin (*Adr.*), Orciprenalin (*Orc.*), Adrenalin nach Orciprenalin und Norfenefrin (*Norf.*) während Herzmassage

	Adr.	Orc.	Adr. nach Orc.	Norf.	Signifikanz
Versuchstiere (n)	11	8	6	8	
Reanimationserfolg					
erfolglos/erfolgreich*	0/11*	6/2*	4/2*	3/5*	p < 0,001
1) erfolgreich ohne } Flimmern	3	1	0	2	n.s.
2) erfolgreich mit }	8	1	2	3	
Flimmern					
Versuchstiere mit } Flimmern	8	4	6	6	n.s.
ohne }	3	4	0	2	
Reanimation nach Flimmern					
erfolglos/erfolgreich*	0/8*	3/1*	4/2*	3/3*	p < 0,05
Flimmerhäufigkeit 1 mal	6	4	0	2	
2- bis 4 mal	2	0	2	3	} p < 0,001
5- bis 15 mal	0	0	4	1	
Defibrillationsergebnis					
Spontane Aktion	8	1	1	0	
1) nach Defibrillation (1 mal)	6	1	0	0	
2) nach wiederholtem Flimmern und Defibrillation (2- bis 4 mal)	2	0	1	0	
Frustrane Aktion	0	3	4	6	
1) Fortsetzung *ohne* Reanimationserfolg	0	3	0	0	} p < 0,001
Herzmassage mit Reanimationserfolg	0	0	1	2	
2) Fortsetzung *ohne* Reanimationserfolg	0	0	4	3	
Herzmassage und mehrfache Defibrillation (5- bis 15 mal) *mit* Reanimationserfolg	0	0	0	1	

meter unter Norfenefrin stärker gegenüber dem Ausgangswert ab als unter Adrenalin (nicht signifikant).

In beiden Substanzgruppen erreichte die *Herzfrequenz* (Abb. 33) nach Beginn der spontanen Zirkulation etwa das Doppelte des Ausgangswerts und blieb im Verlauf über 150% erhöht, wobei sich zwischen den Gruppen keine deutlichen Unterschiede ergaben. Die hohe Herzfrequenz führte jedoch in beiden Gruppen nicht zu einer vollen Kompensation des erniedrigten *Schlagvolumens* nach der 30. Minute. Es konnten nur 60–80% des *Herzminutenvolumens* im Vergleich zu den Ausgangsbedingungen erreicht werden.

In Abb. 34 sind die Verläufe der peripheren *Blutflüsse* zusammengestellt. Der Verlauf des femoralen Blutflusses unterschied sich zwischen den Gruppen nur dadurch, daß zu Beginn der spontanen Zirkulation unter Norfenefrin im Durchschnitt Werte über dem Ausgangswert gefunden wurden. Nach Adrenalin war dagegen bei Wiedereinsetzen der spontanen Pumpfunktion des Herzens noch kein Fluß meßbar.

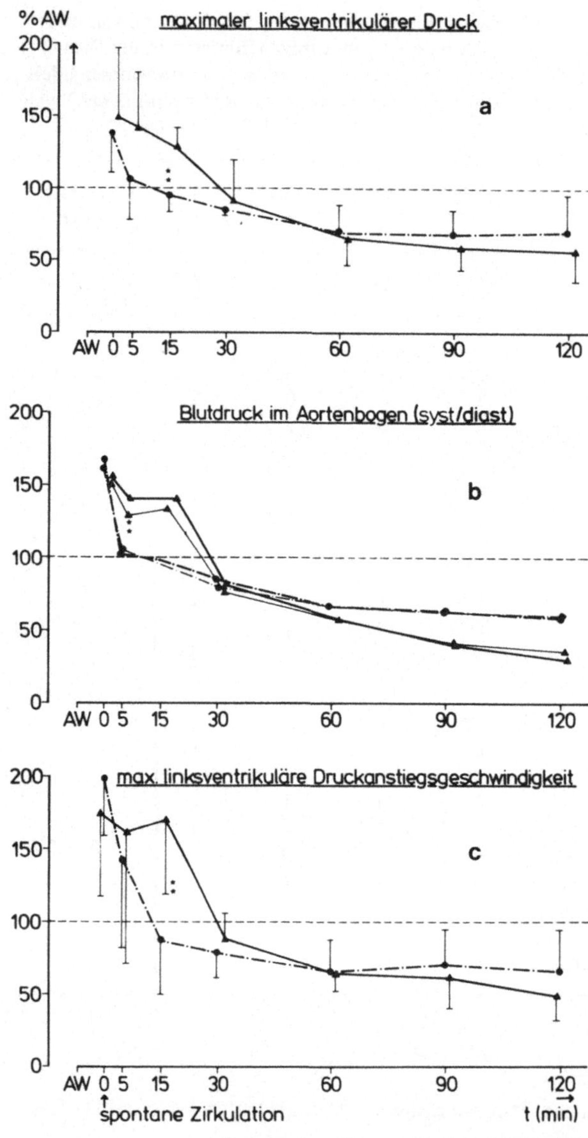

Abb. 32a–c. Zeitlicher Verlauf von maximalem linksventrikulärem Druck (**a**), systolischem und diastolischem Blutdruck im Aortenbogen (**b**) und maximaler linksventrikulärer Druckanstiegsgeschwindigkeit (**c**) in der Erholungsphase nach Reanimation mit Adrenalin oder Norfenefrin. Dargestellt sind die mittleren prozentualen Abweichungen zum Ausgangswert (AW = 100%). Mittelwerte ± Standardabweichungen; * $p < 0{,}01$

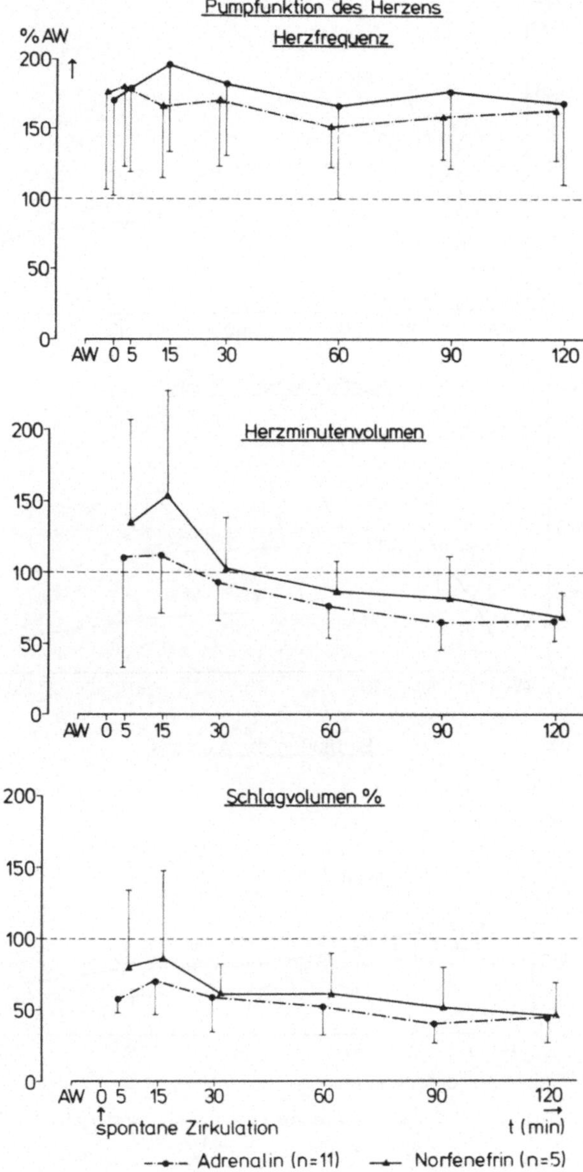

Abb. 33. Zeitlicher Verlauf der mittleren prozentualen Abweichungen von Herzfrequenz, Herzminutenvolumen und Schlagvolumen. Nach Reanimation mit Adrenalin oder Norfenefrin ergeben sich keine signifikanten Unterschiede

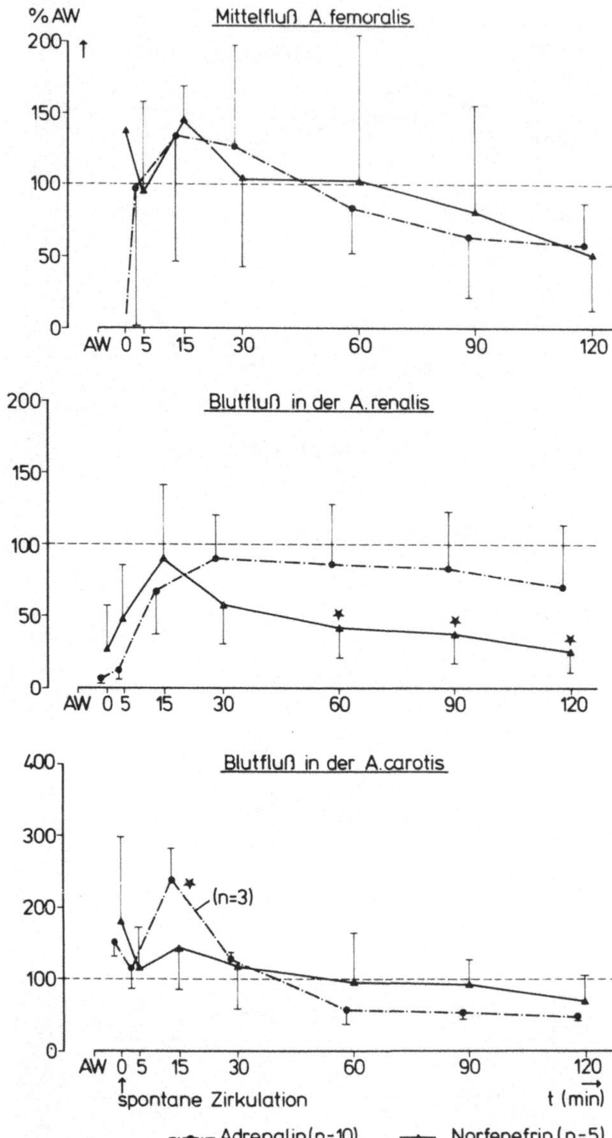

Abb. 34. Verlauf der Blutströmungen (Mittelwerte der prozentualen Abweichungen zum Ausgangswert, *AW*) in der A. femoralis, A. renalis und A. carotis nach Reanimation mit Adrenalin oder Norfenefrin. Nach Adrenalinapplikation erreicht der mittlere renale Blutfluß annähernd den Ausgangswert (= 100%) und liegt signifikant höher als nach Norfenefrin (* $p < 0{,}05$). Ebenso ergibt sich in der 15. Minute der Erholungsphase ein signifikant ($p < 0{,}05$) höherer Blutfluß in der A. carotis nach Adrenalin- gegenüber Norfenefrininjektion

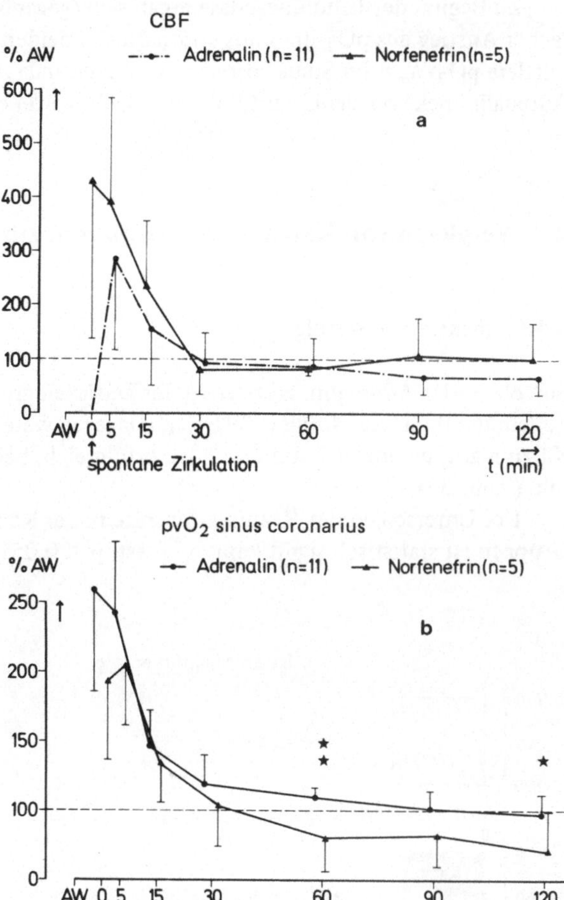

Abb. 35a, b. Während der koronare Blutfluß/Herzschlag (prozentuale Abweichung) nicht verschieden ist zwischen den Gruppen (a), ergibt sich in der Adrenalin- ein signifikant höherer mittlerer koronarvenöser pO_2 gegenüber der Norfenefringruppe im Verlauf der Erholungsphase (b). * $p < 0,05$; ⁑ $p < 0.01$

Nach Reanimation mit Adrenalin stieg der *renale Blutfluß* zwar erst 15 min nach Wiedereinsetzen der spontanen Zirkulation deutlich an, er blieb dann jedoch zwischen 80 und 100% des Ausgangswertes. Dagegen wurden in der Norfenefringruppe nach Erreichen einer Spitze in der 15. Minute nur noch Flußwerte unter 50% des Ausgangswerts gemessen.

Die Blutströmung in der *A. carotis* setzte zu Beginn der Erholungsphase in beiden Gruppen sofort mit Werten zwischen 150% und 200% des Ausgangswerts ein. In der Adrenalingruppe war der *Blutfluß in der A. carotis* gekennzeichnet durch eine Spitze bei 15 min und einem Abfall nach 60 min auf Werte um 50% des Ausgangswerts.

Koronarer Blutfluß und pO_2 im Sinus coronarius (Abb. 35a, b). Nach Adrenalin- oder Norfenefrinapplikation in der Reanimation unterschied sich der *koronare Blutfluß* in der Erholungsphase nicht.

Zu Beginn der Erholungsphase ergab sich (gegenüber dem Ausgangswert) ein 2- bis $2^1/_2$-facher Anstieg des pO_2 im Sinus coronarius in beiden Gruppen. Dagegen lag nach 60 min der mittlere pO_2-Wert im Sinus coronarius (prozentuale Abweichung zum Ausgangswert) nach Adrenalininjektion signifikant höher als nach Norfenefrin (p < 0,05–0,01).

6.4 Vergleich von Kalzium und Diltiazem zusätzlich zu Adrenalin

6.4.1 Reanimationserfolg

Sowohl in der Adrenalin- als auch in der Diltiazemgruppe war die Reanimation in allen 11 Fällen innerhalb von 4 min erfolgreich. Dagegen waren die Reanimationsmaßnahmen in der Kalziumgruppe nur in 7 von 10 Fällen erfolgreich, bei 3 nicht erfolgreich innerhalb von 30 min (Abb. 36).

Der Unterschied der Reanimationsrate in der Kalziumgruppe gegenüber den anderen Gruppen ist statistisch signifikant (χ^2-Test, p < 0,05).

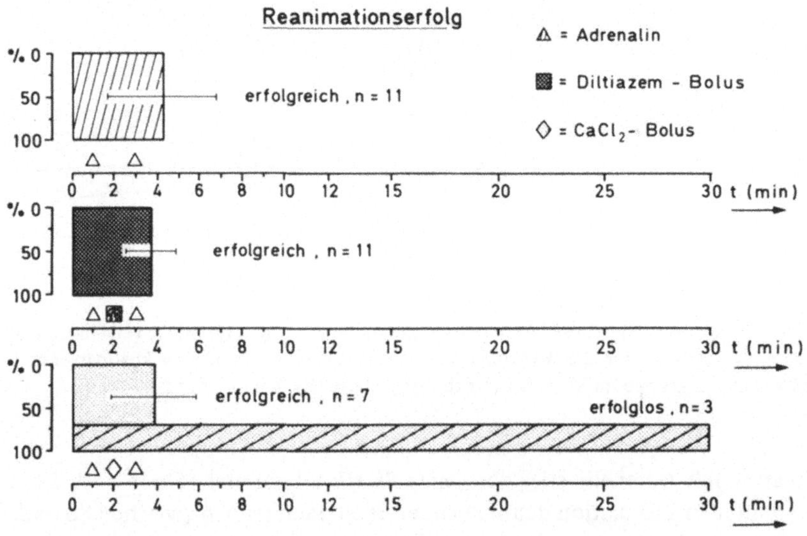

Abb. 36. Reanimationserfolg: Wiedereinsetzen spontaner Zirkulation von mindestens 30 min Dauer

6.4.2 Flimmern und Defibrillation

Flimmern trat nach Adrenalin allein, nach Adrenalin plus Kalzium und nach Adrenalin in der Kombination mit Diltiazem unter der Herzmassage oder direkt nach Einsetzen der spontanen Herztätigkeit auf (Adrenalin: 8/11; Diltiazem: 10/11; Kalzium: 8/10).

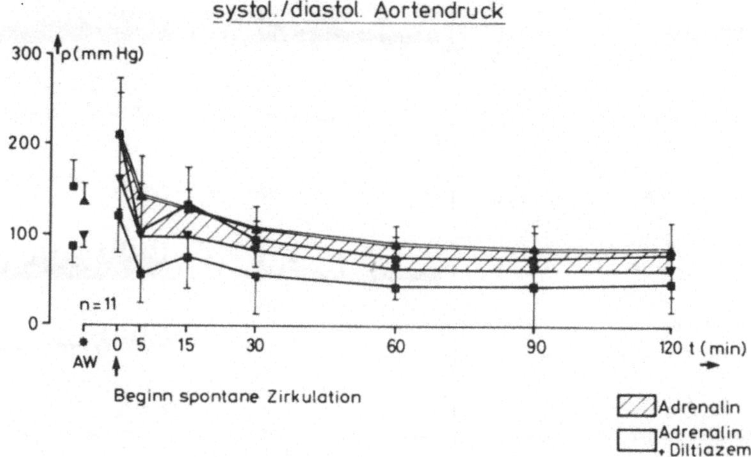

Abb. 37. Der mittlere diastolische Blutdruck ist im gesamten Verlauf der Erholungsphase nach Diltiazem gegenüber Adrenalinmedikation erniedrigt (nicht signifikant). Die mittleren systolischen Druckwerte (*Doppellinie*) unterscheiden sich nur unwesentlich zwischen den Gruppen

Die Defibrillation führte in der Diltiazemgruppe immer zu einer bleibenden spontanen Herzaktion, mehrfaches Flimmern nach Erreichen spontaner Herzaktion trat in dieser Gruppe nicht auf.

In der Adrenalingruppe kam es dagegen bei 3 Hunden zu erneutem Auftreten von Flimmern nach erfolgreicher Defibrillation, wodurch das endgültige Reanimationsergebnis jedoch nicht beeinträchtigt wurde.

In der Kalziumgruppe war das Flimmern bei 2 der nicht erfolgreich reanimierten Fälle irreversibel. Es konnte durch über 20malige Defibrillation nicht beherrscht werden.

In einem weiteren Fall kam es zur Ausbildung einer *Kalziumkontraktur*, sog. "stone heart" [54].

6.4.3 Hämodynamische Parameter

Blutdruck in der Erholungsphase

Verlauf (Abb. 37). *Linksventrikulärer Spitzendruck* und systolischer Aortendruck unterschieden sich nicht signifikant zwischen den Gruppen im Verlauf der Erholungsphase. Beachtenswert ist der starke Druckanstieg zu Beginn der spontanen Zirkulation in der Adrenalin- und in der Kalziumgruppe. Der *diastolische Druck* und damit auch der arterielle Mitteldruck waren jedoch in der Diltiazemgruppe deutlich erniedrigt gegenüber den beiden anderen Gruppen.

Auftreten eines „Sägeblattphänomens" nach Kalziumapplikation. In der Kalziumgruppe trat einige Minuten nach Beginn der spontanen Zirkulation ein charakteristisches „Sägeblattphänomen" der hämodynamischen Parameter auf (Abb. 38).

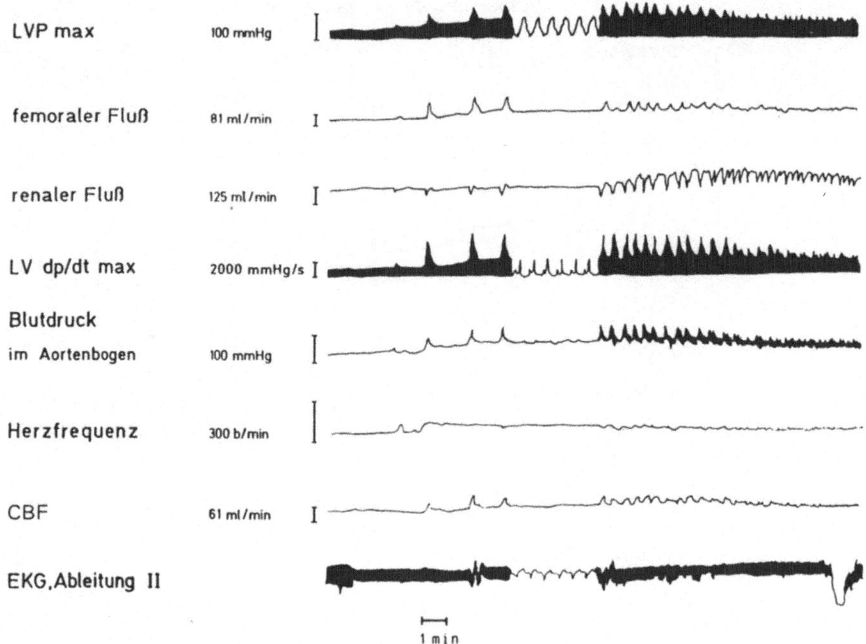

Abb. 38. Originalregistrierung des „Sägeblattphänomens": 5–10 min nach Wiedereinsetzen der spontanen Pumpfunktion des Herzens treten periodisch während 19 min rhythmische Schwankungen der hämodynamischen Parameter auf; dp/dt_{max} ist zum Zeitpunkt der deutlichsten Ausprägung durchschnittlich 2,4-fach gegenüber dem Fußpunkt erhöht ($p < 0,001$). Während die Blutflüsse parallel mitschwanken, verhält sich die Herzfrequenz gegenläufig. Die Dauer einer Periode und die erreichten Maxima nehmen mit der Zeit ab

In der Adrenalingruppe war dieses Phänomen wesentlich geringer ausgeprägt (Anstieg von dp/dt_{max} auf das 1,55fache) und am wenigsten deutlich in der Diltiazemgruppe (Anstieg dp/dt_{max} um den Faktor 1,45). Der Unterschied der Ausprägung ist signifikant zwischen den beiden letztgenannten Gruppen gegenüber der Kalziumgruppe (F-Test: $p < 0,01$). Die Dauer des „Sägeblattphänomens" unterschied sich in den Gruppen nur unwesentlich.

Maximal erreichte Werte in der Erholungsphase. Die maximal erreichten *diastolischen Blutdruckwerte* im Aortenbogen waren in der Diltiazemgruppe signifikant niedriger ($p < 0,001$) als in den übrigen Gruppen. Kein Unterschied trat dagegen auf bei den maximal erreichten systolischen Werten (Abb. 39a) und den linksventrikulären Spitzendrücken (vgl. Abb. 49a, S. 67).

Maximale linksventrikuläre Druckanstiegsgeschwindigkeit (dp/dt_{max})
Im *Verlauf* der Erholungsphase war kein wesentlicher Unterschied von dp/dt_{max} innerhalb der Gruppen festzustellen.

Die *maximal erreichten Werte von* dp/dt_{max} waren jedoch signifikant unterschiedlich zwischen den Gruppen ($p < 0,001$). Am höchsten war der Mittelwert von dp/dt_{max} in der Kalziumgruppe (8800 mmHg/s) und am niedrigsten in der Diltiazemgruppe (5100 mmHg/s) (Abb. 39b).

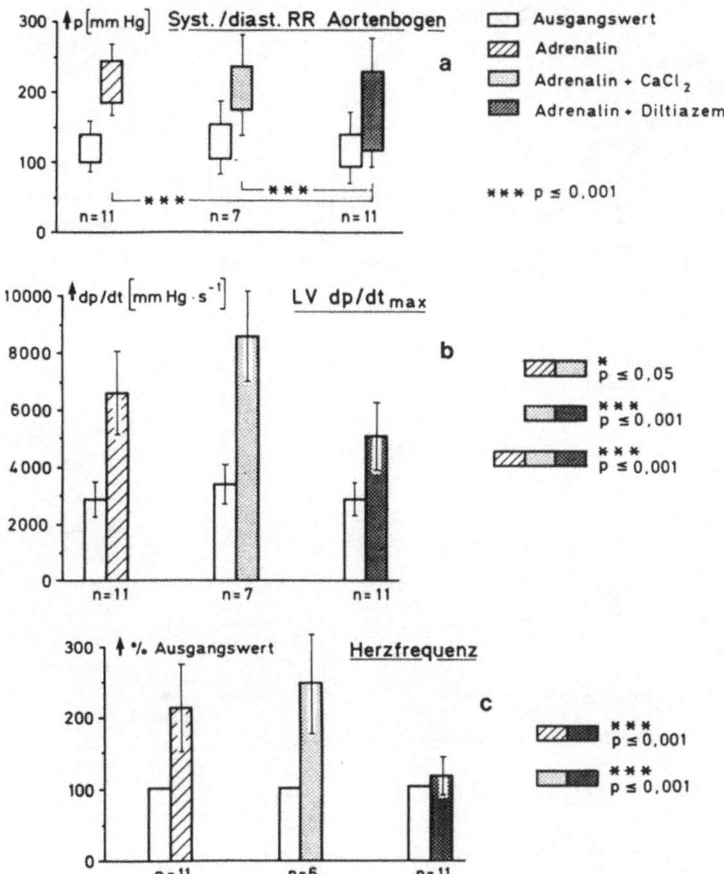

Abb. 39. a Maximal erreichte Werte in der Erholungsphase von Blutdruck im Aortenbogen, **(b)** linksventrikulärer maximaler Druckanstiegsgeschwindigkeit (LV dp/dt$_{max}$) und **(c)** Herzfrequenz (prozentuale Abweichung zum Ausgangswert) nach Reanimation mit Adrenalin allein, Adrenalin und Kalzium sowie Adrenalin und Diltiazem. Die Maximalwerte dieser Parameter, die den O_2-Verbrauch wesentlich beeinflussen, sind nach Diltiazemapplikation signifikant ($p < 0,001$; F-Test) gegenüber alleiniger Adrenalin- oder Adrenalin- und zusätzlicher Kalziumgabe vermindert

Herzfrequenz

Die maximale prozentuale Abweichung der Herzfrequenz in der Erholungsphase war nach Diltiazemapplikation wiederum signifikant geringer ($p < 0,001$) als in beiden anderen Gruppen. Kein signifikanter Unterschied fand sich dagegen zwischen der Kalzium- und der Adrenalingruppe (Abb. 39c).

Im Hinblick auf den *zeitlichen Verlauf* (Abb. 40a) wird ebenfalls deutlich, daß die Herzfrequenz in der Diltiazemgruppe die geringste prozentuale Abweichung während der Erholungsphase (Phase III) im Vergleich zum Ausgangswert zeigte und sich signifikant ($p < 0,001$ bzw. $p < 0,01$) von der Kalzium- und der Adrenalingruppe unterschied.

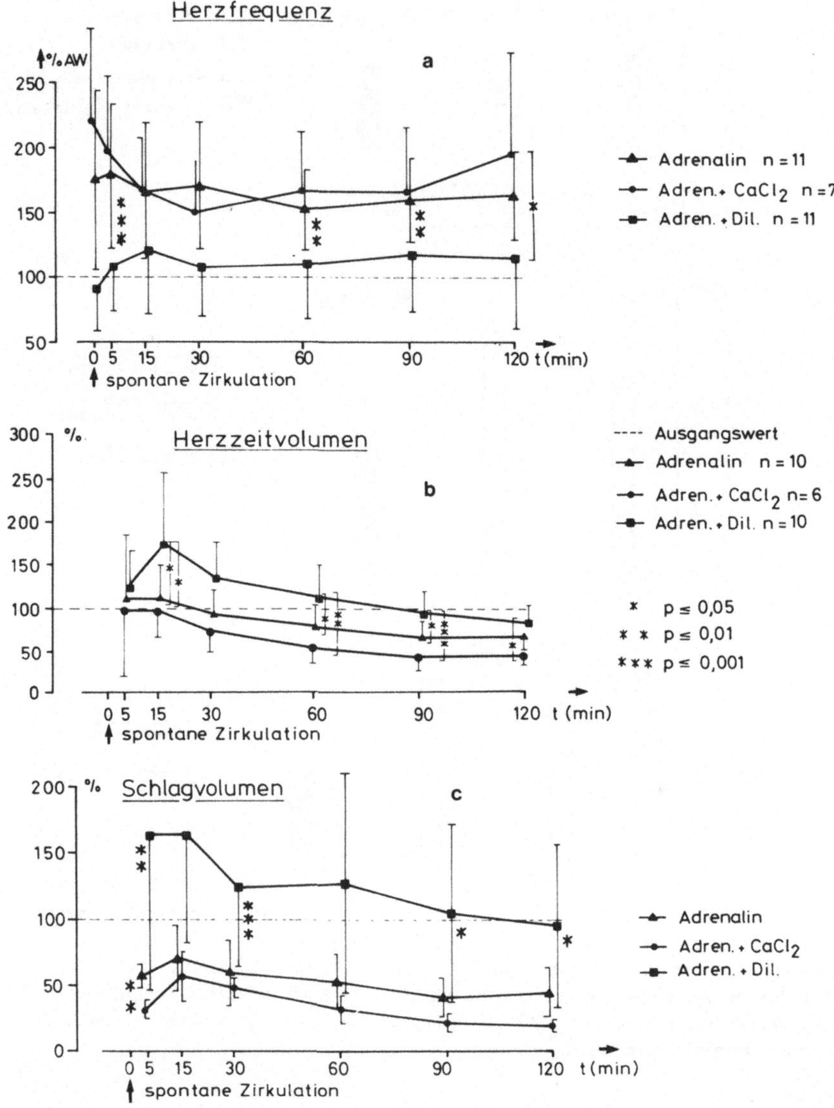

Abb. 40a–c. Zeitlicher Verlauf von Herzfrequenz (a), Herzzeitvolumen (b) und Schlagvolumen (c) nach Applikation von Adrenalin allein, Adrenalin und Kalzium sowie Adrenalin und Diltiazem

Herzminutenvolumen

Das HMV war unter Diltiazem prozentual zum Ausgangswert durchweg gegenüber Adrenalin allein und Adrenalin mit zusätzlichem Kalzium erhöht.

15, 60 und 90 min nach Beginn der spontanen Herzaktion waren diese Unterschiede signifikant (Abb. 40b). In der Kalziumgruppe fand sich dagegen eine Erniedrigung des HMV gegenüber der Adrenalingruppe.

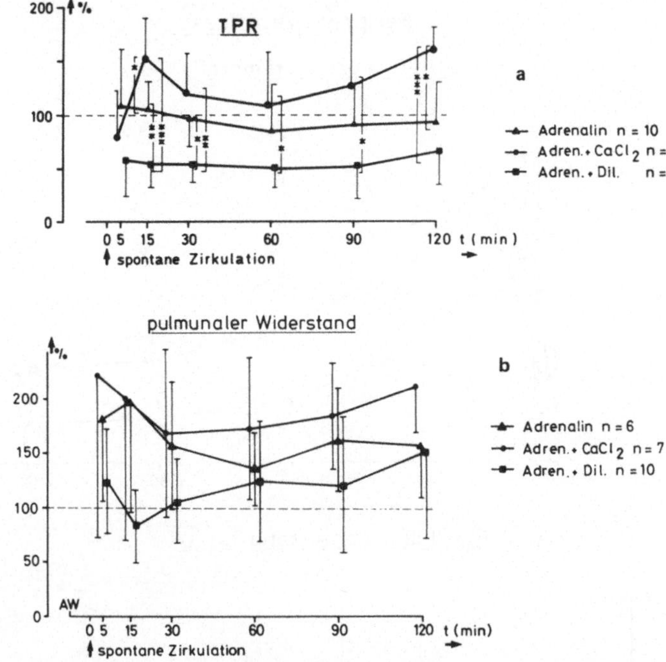

Abb. 41a, b. Kreislaufwiderstände. (a) Nach Diltiazemapplikation liegt der totale periphere Widerstand (*TPR*) signifikant niedriger als nach Adrenalin (p < 0,05–0,01) und Adrenalin mit zusätzlichem Kalzium. Ähnliches zeitliches Verhalten zeigt der pulmonale Widerstand (b). Aufgrund der großen Streuung ergibt sich hierbei jedoch kein signifikanter Unterschied (F-Test, Signifikanzangaben wie in Abb. 39)

Schlagvolumen

Aus der niedrigen Herzfrequenz und dem gleichzeitig hohen Herzminutenvolumen ergab sich in der Diltiazemgruppe ein gegenüber dem Ausgangswert prozentual signifikant höheres SV (Abb. 40c) als in der Adrenalin- und Kalziumgruppe. Allerdings war die Streuung der Einzelwerte erheblich.

Totaler peripherer Widerstand

Aus dem verminderten arteriellen Mitteldruck und dem relativ hohen HMV errechnete sich ein verminderter TPR (Abb. 41a) unter Diltiazem gegenüber der alleinigen Adrenalinapplikation.

Wiederum waren die Verhältnisse in der Kalziumgruppe entgegengesetzt.

Pulmonalarterieller Widerstand

Der pulmonalarterielle Widerstand (PVR, Abb. 41b) lag in der Diltiazemgruppe im Verlauf der Erholungsphase im Bereich des Ausgangswerts. Sowohl unter Adrenalin allein als auch unter Adrenalin + Kalzium war der pulmonale Widerstand dagegen innerhalb der ersten 15 min in der Erholungsphase auf das Doppelte, danach etwa auf das 1,5fache Niveau gegenüber den Ausgangswerten angehoben. Aufgrund der Streuungen der Mittelwerte sind die Unterschiede zwischen den Gruppen statistisch allerdings nicht signifikant.

Periphere Blutflüsse

Blutfluß in der A. femoralis

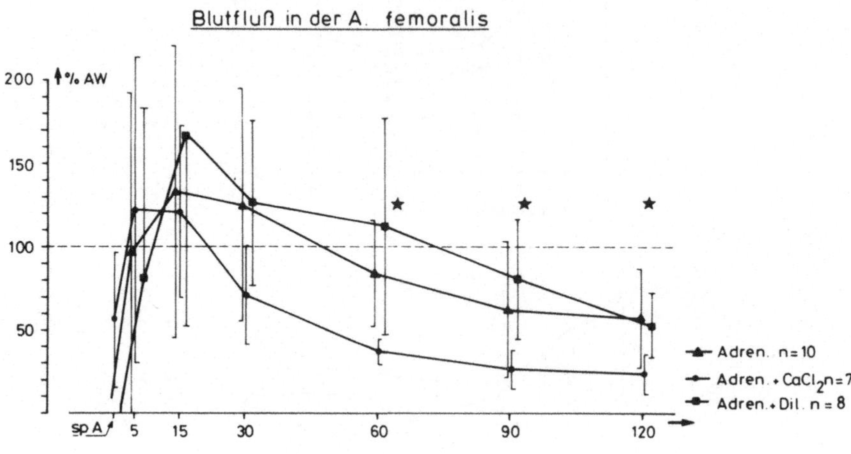

Blutfluß in der A. renalis

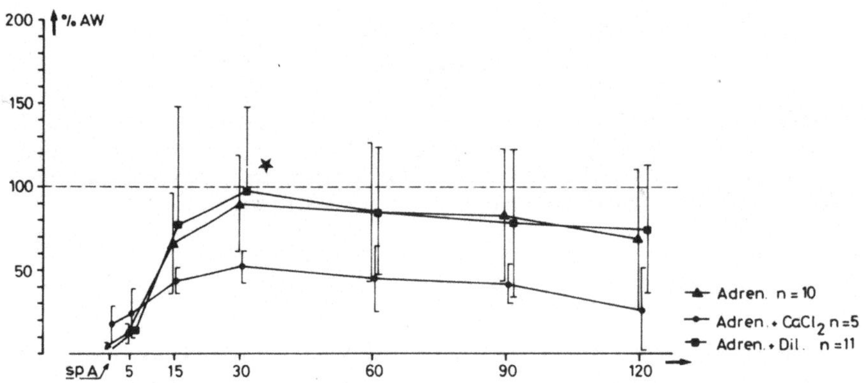

Blutfluß in der A. carotis

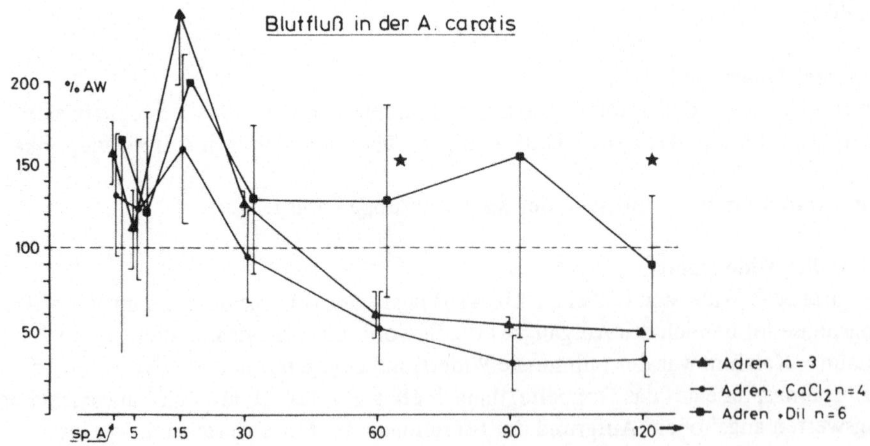

Periphere Blutflüsse (Abb. 42)
Alle gemessenen peripheren Flüsse zeigten unter Diltiazem signifikant höhere Werte als nach Adrenalin und zusätzlichem Kalzium. Wiederum war das Verhalten in der Kalziumgruppe spiegelbildlich zur Diltiazemgruppe: unter Kalzium wurden jeweils die niedrigsten Flußraten erreicht. Die mittleren Flußwerte lagen in der Adrenalingruppe — abgesehen vom renalen Fluß — zwischen denen der Kalzium- und der Diltiazemgruppe.

Der renale Blutfluß und der Fluß in der A. femoralis unterschieden sich im Verlauf der Erholungsphase lediglich zwischen der Kalziumgruppe und den beiden übrigen Gruppen signifikant, nicht jedoch zwischen der Adrenalin- und der Diltiazemgruppe.

Hervorzuheben ist das Verhalten des *Blutflusses in der A. carotis*. Nach kurzdauerndem Anstieg des Flusses in der A. carotis communis bis zur 15. Minute in der Erholungsphase sank der Fluß sowohl in der Kalzium- als auch in der Adrenalingruppe nach der 30. Minute signifikant gegenüber dem Ausgangswert ab. Er erreichte lediglich noch Werte zwischen 30 und 60% des Ausgangswerts. Hierbei war die Flußabnahme unter Kalziumzusatz signifikant ausgeprägter.

In der Diltiazemgruppe dagegen wurden im Verlauf der Erholungsphase Flüsse in der A. carotis erreicht, die im Mittel noch deutlich über dem Ausgangswert bzw. bei Versuchsende unwesentlich darunter lagen.

Druck im Confluens sinuum und zerebraler Perfusionsdruck
Den Verlauf der zerebralen Drücke zeigt Abb. 43a, b.

6.4.4 Sauerstoffangebot und -verbrauch

Koronarer Fluß
Der koronare Fluß, gemessen in der LAD der linken Koronararterie war in der Kalziumantagonistengruppe prozentual zum Ausgangswert signifikant höher als in den anderen Gruppen. Kein Unterschied fand sich zwischen Adrenalin einerseits und Adrenalin + Kalzium andererseits (Abb. 44a).

pO_2 im Sinus coronarius
Auch der pO_2 im Sinus coronarius (entsprechend auch O_2-Gehalt) zeigte unter Diltiazem eine signifikante Erhöhung im Vergleich zu den übrigen Gruppen (Abb. 44b).

Sauerstoffverbrauch
Die prozentuale Änderung des O_2-Verbrauchs zeigte in der Diltiazemgruppe eine abfallende Tendenz im Verlauf der Erholungsphase und war geringer als in den beiden übrigen Gruppen (ohne Abb.).

◀ **Abb. 42.** Verlauf der prozentualen Abweichung der peripheren Blutflüsse in der A. femoralis, A. renalis und A. carotis. In der Kalziumgruppe liegen die Mittelwerte aller Blutströmungen am niedrigsten. An einigen Meßzeitpunkten ergeben sich schwach signifikante Unterschiede (* $p < 0,05$, F-Test). In der Diltiazemgruppe werden die höchsten Blutflüsse in der A. femoralis und der A. carotis gemessen. Die Mittelwerte der prozentualen Abweichungen der renalen Blutströmungen der Adrenalin- und der Diltiazemgruppe sind nicht verschieden

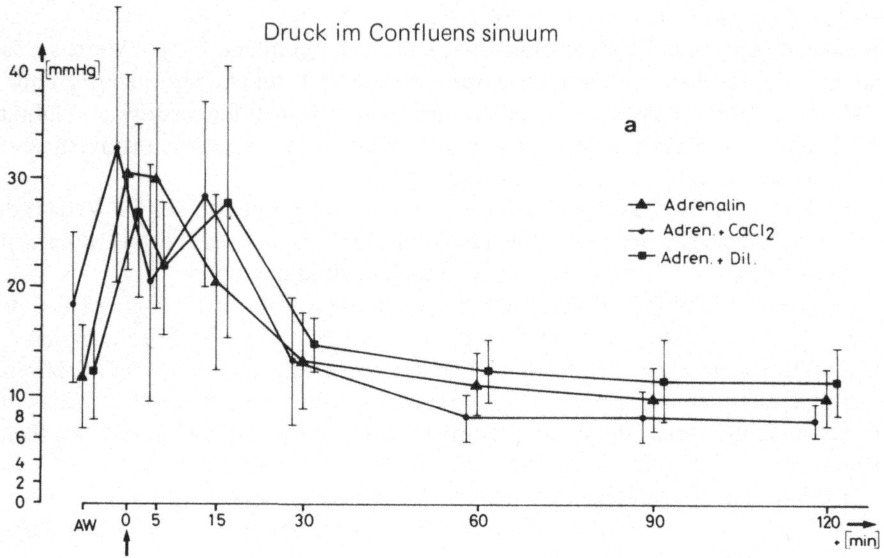

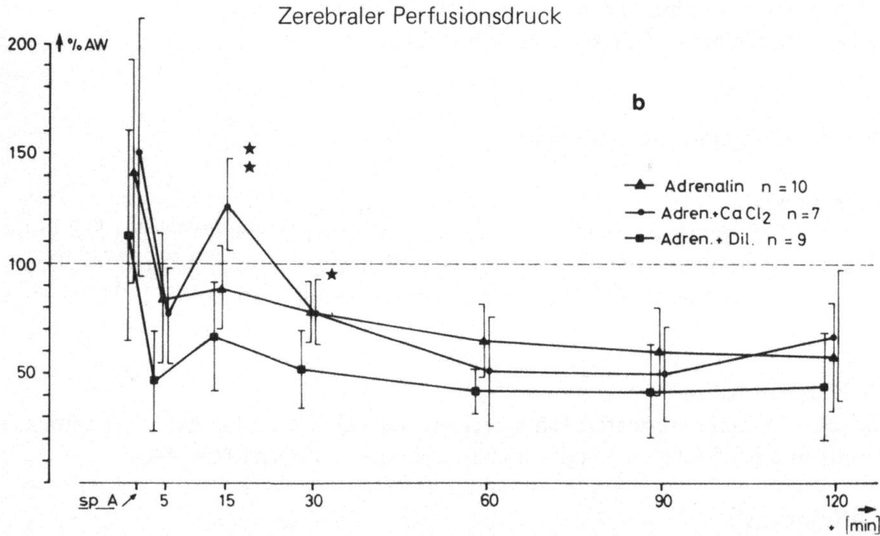

Abb. 43a, b. Der Druck im Confluens sinuum des Gehirns (a) unterschied sich nicht signifikant nach Medikation mit Adrenalin, Adrenalin und Kalzium sowie Adrenalin und Diltiazem. Der *zerebrale Perfusionsdruck* (Differenz des mittleren Aortendrucks und des mittleren Drucks im Confluens sinuum (b) war dagegen entsprechend dem niedrigeren mittleren Aortendruck in der Diltiazemgruppe signifikant (bei 15 und 30 min p < 0,01 bzw. p < 0,05) gegenüber der Adrenalin- und Kalziumgruppe abgesunken. Hervorzuheben ist, daß der Blutfluß in der A. carotis (s. Abb. 42) bei nur geringfügig niedrigeren intrazerebralen Drücken nach Diltiazem höher lag als in beiden anderen Gruppen

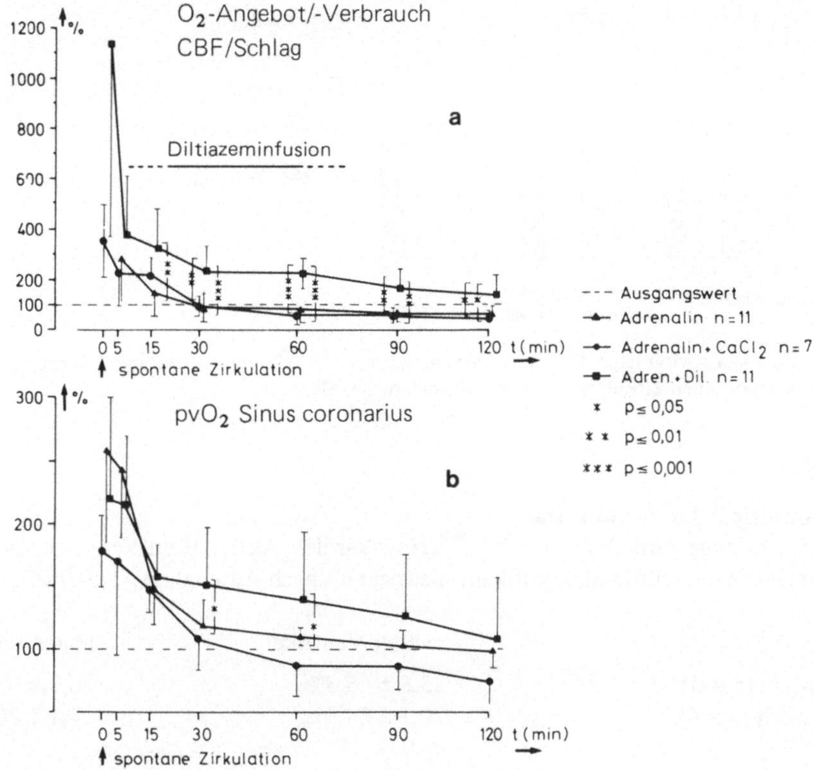

Abb. 44a, b. Im Verlauf der Erholungsphase sind die mittleren prozentualen Abweichungen zum Ausgangswert von koronarem Blutfluß/Herzschlag (a) und pO$_2$ im Sinus coronarius (b) signifikant höher in der Diltiazemgruppe gegenüber beiden anderen Gruppen. Der koronare Blutfluß/Herzschlag unterscheidet sich dagegen nicht nach Adrenalin- und Adrenalin- mit zusätzlicher Kalziumtherapie

6.4.5 Zellschäden

CPK-Aktivität im Serum (Abb. 45)
In allen Gruppen fand sich ein signifikanter Anstieg der CPK nach 2 h Erholungsphase gegenüber dem Ausgangswert (p < 0,05–0,001). Am höchsten war dieser Anstieg in der Kalziumgruppe und signifikant höher als in der Adrenalin- und Diltiazemgruppe (p < 0,05). Kein Unterschied fand sich zwischen Adrenalin und Diltiazem.

Elektronenmikroskopische Befunde (Abb. 46–48)*
Vorläufige halbquantitative Ergebnisse der elektronenmikroskopischen Befunde zeigen die stärksten Veränderungen unter Extrakalzium (Mitochondriale Schwellung, Zerstörung der Cristae, Glykogenverlust, Destruktion der Myofibrillen). Die geringsten Schäden wurden unter Diltiazem beobachtet.

---

* Herrn Prof. Dr. H. Themann, Lehrstuhl für Medizinische Cytobiologie, Münster, verdanke ich die Anfertigung der Bilder

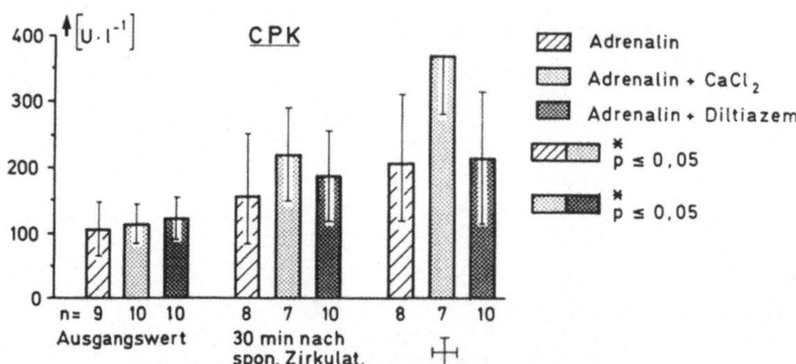

Abb. 45. CPK-Aktivität nach Thorakotomie (Ausgangswert), 30 min (*Mitte*) und 120 min nach Wiedereinsetzen der spontanen Zirkulation; † = vor Entnahme des Herzens

Myokardiale $^{47}Ca^{++}$-Aufnahme

Die myokardiale Aufnahme von $^{47}Ca^{++}$ (myokardiale Aktivität im Vergleich zur Plasmaaktivität) war nach Diltiazem signifikant niedriger als nach Adrenalin ($p < 0,05$):

	rechter Ventrikel	linker Ventrikel
Diltiazem (n = 3)	33,8 ± 5,3%	26,3 ± 3,1%
Adrenalin (n = 4)	70,1 ± 24,9%	57,1 ± 20,2%

6.5 Kombination von Norfenefrin und Diltiazem

Diltiazem, nach Norfenefrin appliziert, hatte qualitativ vergleichbare Wirkungen wie Diltiazem nach Adrenalin, jedoch mit unterschiedlicher Ausprägung. Zu Beginn der Erholungsphase senkte Diltiazem nach Norfenefrin den mittleren Maximalwert des linksventrikulären Spitzendrucks signifikant, während Diltiazem nach Adrenalin keine Veränderung des linksventrikulären Drucks bewirkte (Abb. 49a). Auch die Senkung des Maximums von dp/dt_{max} mit Diltiazem war nach Norfenefrin ausgeprägter als nach Adrenalin (Abb. 49b).

Im weiteren *Verlauf der Erholungsphase* ergab sich nach Applikation von Norfenefrin allein oder Norfenefrin in der Kombination mit Diltiazem keine signifikanten Unterschiede. Die zusätzliche Diltiazemapplikation erhöhte jedoch den koronaren Blutfluß und den pO_2 im Sinus coronarius signifikant (ohne Abb.).

Abb. 46. a Elektronenmikroskopischer Ausschnitt aus einer Herzmuskelzelle (Vergr. 30000 : 1) eines Hundes, der ohne Erfolg mit Adrenalin und zusätzlichem Kalzium reanimiert wurde. Die Gewebsprobe entstammt der Spitze des linken Ventrikels und wurde 20 min nach Beginn der Reanimationsmaßnahmen während irreversiblem Flimmern gewonnen. Als Ausdruck einer erheblichen Schädigung des Myokards findet sich ein deutlich ausgeprägtes Zellödem mit auseinandergedrängten, teilweise zerstörten Myofibrillen. Die Mitochondrien sind nahezu irreversibel geschädigt mit weitgehendem Verlust der Cristae mitochondri-

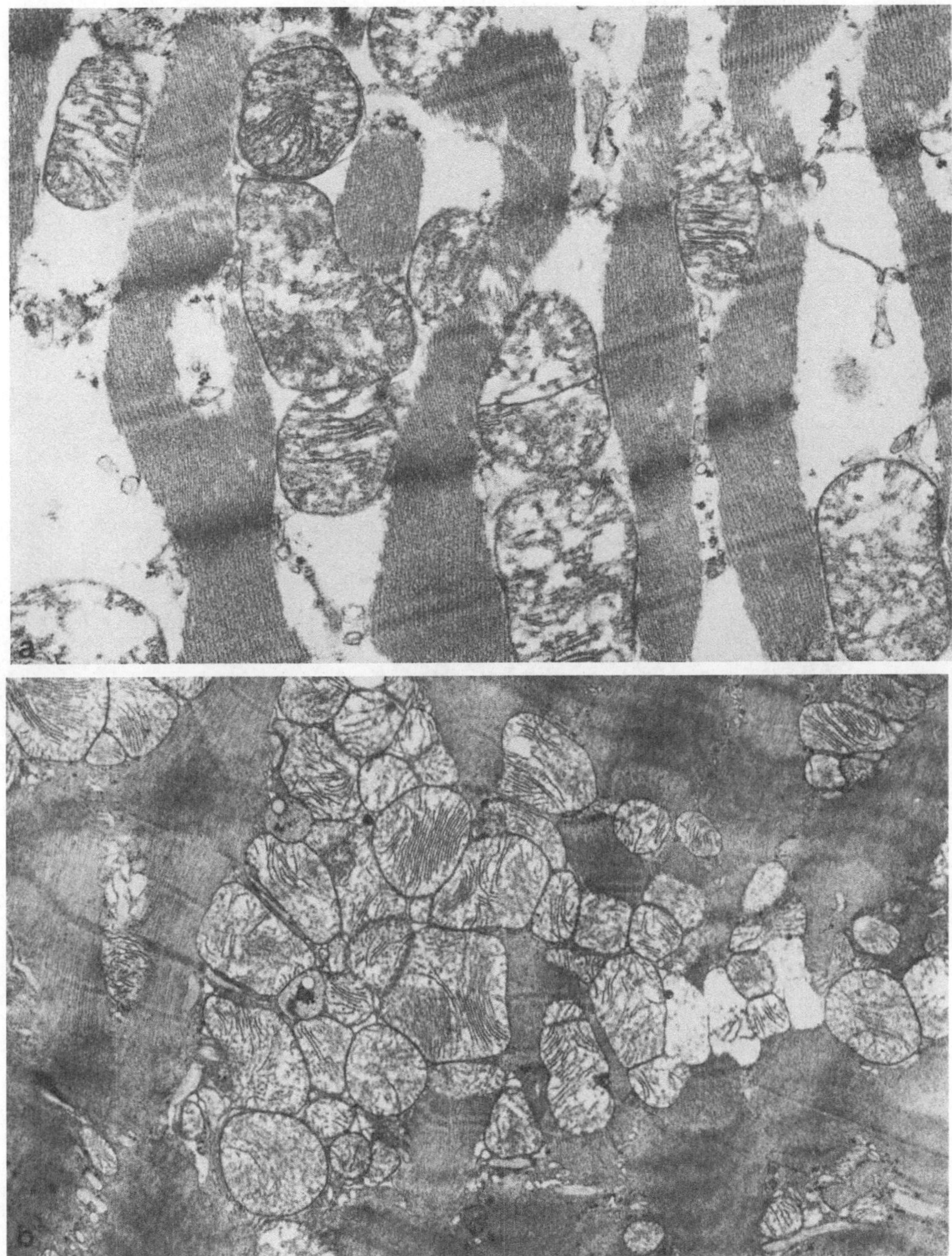

ales. **b** Elektronenmikroskopisches Bild eines repräsentativen Myokardareals nach erfolgreicher Reanimation mit Adrenalin und zusätzlichem Kalzium (Vergr. 16000:1). Die Myokardprobe wurde 2 h nach Wiedereinsetzen der spontanen Zirkulation von der Spitze des linken Ventrikels am schlagenden Herzen entnommen. Die mittelschwere Schädigung der Mitochondrien stellt sich als teilweise blasenförmige Auftreibung dar. Die Matrix ist aufgelockert, die Cristae sind rarefiziert und teilweise zerstört. Der Verlauf der Myofibrillen ist weitgehend erhalten

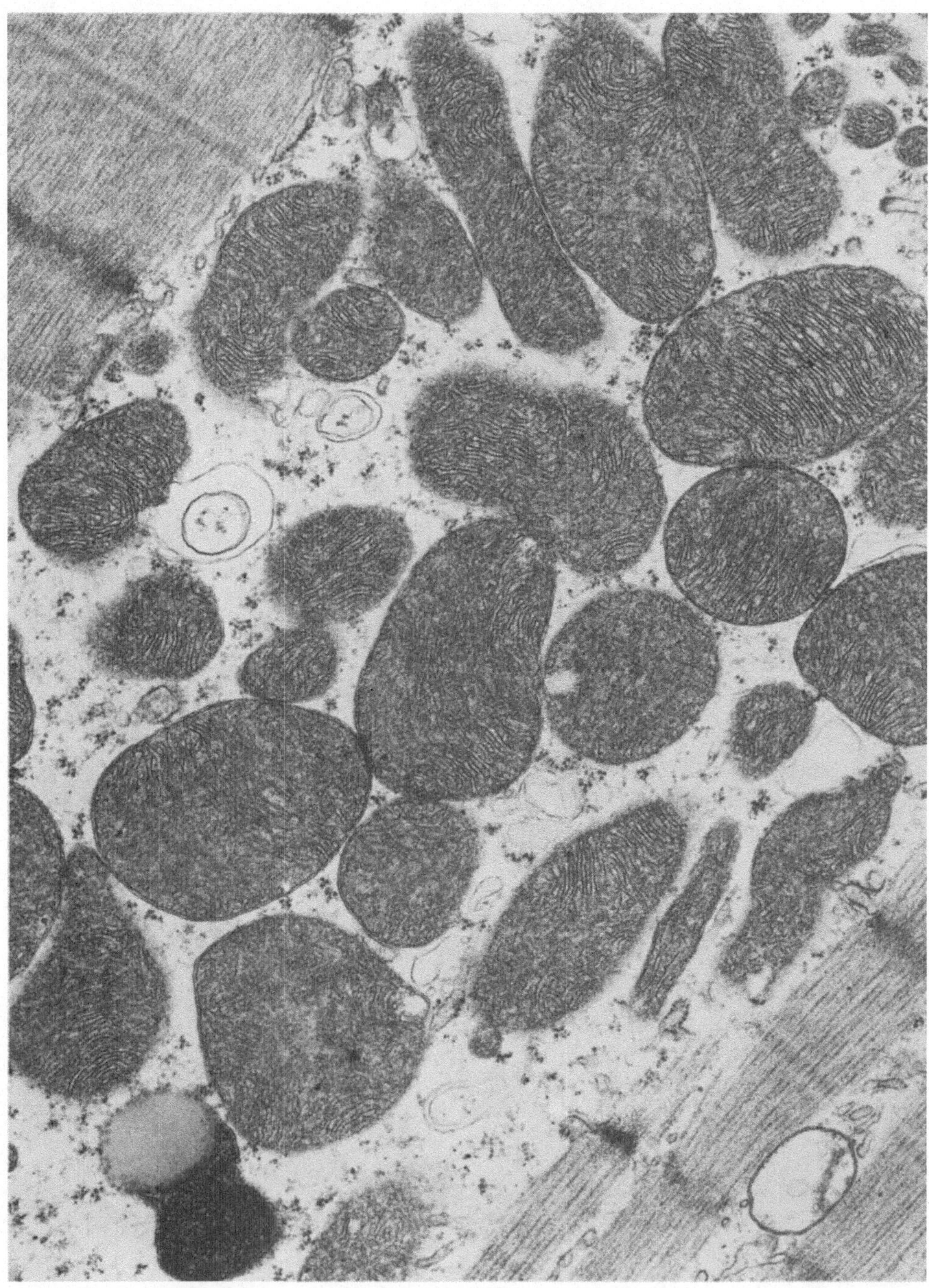

Abb. 47. Repräsentativer Ausschnitt intermyofibrillär gelegener Mitochondrien nach Reanimation mit Adrenalin und Diltiazem (Vergr. 40000:1). Entnahme der Gewebsprobe aus der Spitze des linken Ventrikels 2 h nach Wiedereinsetzen der spontanen Pumpfunktion des Herzens. Weitgehend regelrechte Mitochondrienstruktur mit dichter Matrix und intakten, dicht gepackten Cristae. Die Z-Streifen sind unauffällig. Insgesamt gute Erhaltung der myokardialen Ultrastruktur

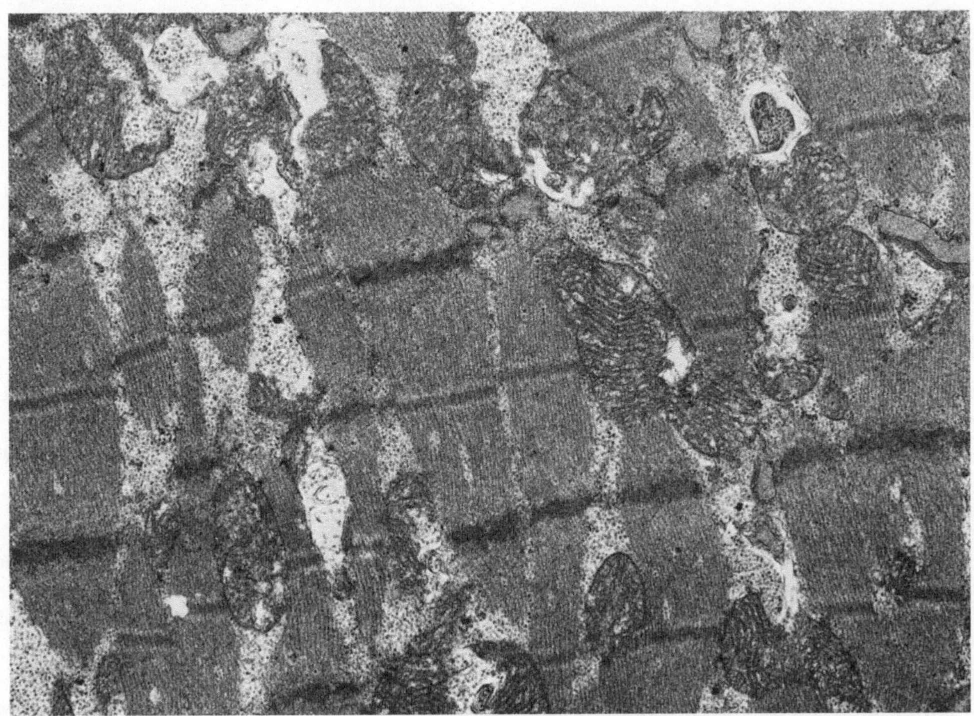

Abb. 48. Im Vergleich zu Abb. 47 deutlichere Schädigung der Mitochondrien mit Aufhellung der mitochondrialen Matrix und diskreter Auflockerung der Cristae mitochondriales. Verlust an Glukogen. Leider sind unterschiedliche Schnittebenen getroffen. Dieser Hund wurde mit Adrenalin erfolgreich reanimiert (Vergr. 20000:1). Myokardprobe aus der Spitze des linken Ventrikels

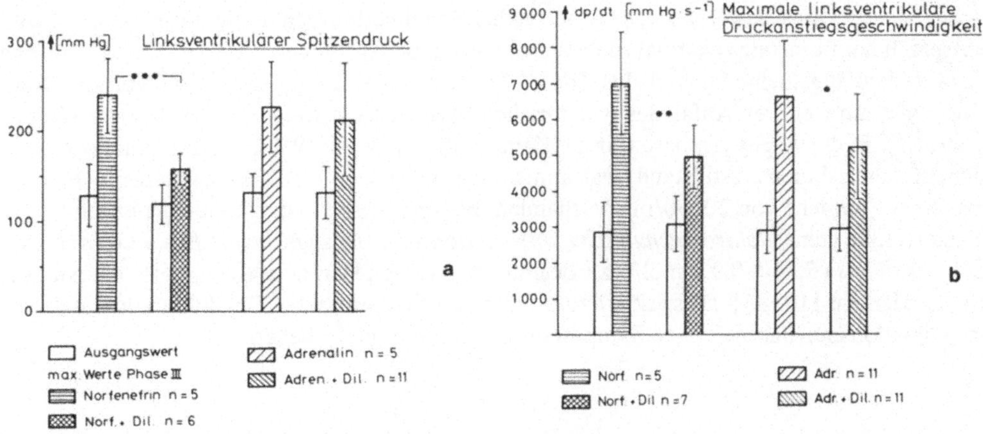

Abb. 49a, b. Mittlerer Maximalwert in der Erholungsphase (Phase III) von linksventrikulärem Spitzendruck (a) und maximaler linksventrikulärer Druckanstiegsgeschwindigkeit (b) nach Applikation von Norfenefrin allein, Norfenefrin und Diltiazem, Adrenalin allein sowie Adrenalin und Diltiazem

7 Diskussion

7.1 Asphyktischer Herz-Kreislauf-Stillstand

Funktion und Struktur der Zellen des ZNS und des Myokards können nur durch Energiebe-
reitstellung unter aeroben Bedingungen erhalten werden [1, 278, 325].

Sauerstoffmangel führt deshalb zu zellulärem Energiedefizit, was sich in Störungen aller
energieabhängigen Prozesse äußert und schließlich zur irreversiblen Zellschädigung führt
[36, 99, 278].

Die einzelnen Störungen der O_2-Versorgung des Gewebes (Asphyxie, Anoxie, Ischämie) unterscheiden
sich lediglich durch die Schnelligkeit, mit der die Schädigung eintritt, und durch ihre unterschiedliche
Reversibilität [278]. Die Verwendung der Begriffe Hypoxie, Anoxie, Asphyxie und Ischämie ist in der Literatur nicht eindeutig [123, 278, 325]. Eine *Asphyxie* (langsam eintretender O_2-Mangel des Gewebes bei
zunächst erhaltener Perfusion) führt unbehandelt immer zur *Ischämie* (völlig aufgehobene Perfusion des
Organs). *Anoxie* (Verringerung des intrazellulären pO_2-Wertes auf Null) wird sowohl beim Atem- und
Kreislaufstillstand gebraucht als auch bei O_2-Mangel mit erhaltener Perfusion [123]. Ein akuter HKST tritt
am häufigsten aufgrund respiratorischer oder kardialer (koronare Herzkrankheit) Störungen auf [106, 212,
262]. Die fehlende Oxygenierung des Blutes und Gewebes spielt (primär oder sekundär) bei allen Formen
des HKST eine entscheidende Rolle. Für die Sofortmaßnahmen sind deshalb auslösende Ursache und Typ
des Kreislaufstillstands von untergeordneter Bedeutung [2, 290].

Während des asphyktisch-ischämischen Herzstillstands trat in der vorliegenden Studie eine
gemischte respiratorisch-metabolische *Azidose* auf (Werte vor Beginn der Reanimationsmaßnahmen: pH = 7,1 ± 0,07, pCO_2 = 74 ± 3 mmHg, BE = −11 ± 4 mmol/l, Laktat = 6,6 mmol/l
= zweifacher Ausgangswert). Der pO_2 betrug bei Reanimationsbeginn im Mittel 5 mmHg und
entsprach damit intramyokardial gemessenen Werten bei anoxischem Herzstillstand [31]. Die
Azidose und allgemeine Hypoxie bis Anoxie führte zu einer peripheren Vasodilatation. Dies
zeigte sich am weiteren Abfall des systemischen Blutdrucks während des HKST (von 10 auf
5 mmHg). In der Asphyxiephase trat nie Kammerflimmern auf. Während des 5minütigen
hämodynamischen Herzstillstands war immer eine elektrische Aktivität des Herzens (EKG)
mit einer Frequenz von 20–50/min vorhanden. Es lag also wie in den Untersuchungen von
Yakaitis [336] eine *elektromechanische Dissoziation* vor. Die signifikante *Erhöhung des
Serumkaliums* (5,24 ± 0,9 mmol/l) zu Beginn der internen Herzmassage dämpfte die Automatie des Herzens [10, 83]. Dies erklärt zusammen mit der peripheren Gefäßdilatation, daß
Reanimationsmaßnahmen ohne Sympathomimetika erfolglos blieben.

7.2 Azidoseausgleich

7.2.1 Zusammenfassung der experimentellen Befunde

Folgende Ergebnisse der Untersuchungen zum Azidoseausgleich sind besonders bemerkenswert:

1) Reanimationsmaßnahmen nach asphyktischem Herzstillstand waren auch *ohne Azidoseausgleich* zunächst erfolgreich. Ohne Azidoseausgleich mit $NaHCO_3$ war die erforderliche Adrenalindosis zur Wiederherstellung der autonomen Pumpfunktion des Herzens allerdings höher, die Reanimationszeit länger und die Kreislauffunktion in der Erholungsphase vermindert.

2) Die rasche und *überkompensierende $NaHCO_3$-Applikation* führte in der Regel zum endgültigen Mißerfolg der Reanimation. In Alkalose traten irreversibles Kammerflimmern und eine Myokardkontraktur auf.

3) Am günstigsten erwies sich ein *Azidoseausgleich in zwei Schritten:* eine geringe Dosis von 1,5 mmol/kg KG *nach* der Adrenalinapplikation als langsame Bolusinjektion und eine zweite Dosis von 6 mmol/kg KG, 5 min nach Einsetzen der spontanen Zirkulation als Infusion über 10 min.

4) Die Untersuchungen an isolierten Herzen nach einer abgewandelten Langendorff-Methode lieferten *Erklärungsmöglichkeiten* für die Reanimationsexperimente an Hunden. In Azidose war die *Dosis-Wirkungs-Kurve für Sympathomimetika* nach rechts unten verschoben, d. h. zur Erzielung der gleichen Wirkung wurde eine höhere Dosis des Sympathomimetikums benötigt.

In Alkalose war die *Flimmerschwelle* des isolierten Herzens erniedrigt, was möglicherweise das Auftreten von irreversiblem Flimmern bei raschem überschießendem Azidoseausgleich in der Reanimation erklären kann.

7.2.2 Literaturübersicht zum Azidoseausgleich

Schnelle und wiederholte Infusion von $NaHCO_3$ wurde in den meisten Übersichtsarbeiten [2, 37, 46, 105, 273, 279, 291, 292] und Lehrbüchern [60, 138, 182, 295] seit der Einführung der modernen Reanimationstechniken als erste Maßnahme genannt (s. Tabelle 3). Die empfohlenen Dosen waren meist zu hoch, so daß leicht eine Überkompensation mit Alkalose entstehen konnte. Die *Dosisangaben* beruhten nicht auf gesicherten Grundlagen und schwankten deshalb zwischen 44 [196] und 350 mmol [38]. Die Empfehlung, $NaHCO_3$ routinemäßig bei Patienten mit Herzstillstand zu infundieren, geht auf Martin [196], Jude [157] und Brooks [37] zurück.

Die rasche Pufferung wurde a) zur Beseitigung von Störungen der Erregungsbildung und -leitung [248, 291], b) zur Erleichterung der Defibrillation bei Flimmern [81, 126, 138], c) zur Verbesserung der Kontraktilität [342] und d) zum Ausgleich einer angeblich verminderten Ansprechbarkeit des Myokards auf exogene Katecholamine in Azidose [2, 37, 43, 193] empfohlen.

Tabelle 3. *Literaturübersicht:* wichtige Arbeiten mit Empfehlungen zur Azidosepufferung bei HKST. Lediglich die Angaben zweier Autoren (*) beruhen auf gemessenem Pufferbedarf. Beachte die relativ niedrigen $NaHCO_3$-Dosen Anfang der 60er Jahre. Nachdem in den 70er Jahren 6- bis 7fach höhere Dosen empfohlen wurden, nähern sich die neueren Richtlinien wieder den frühen Empfehlungen an. (Mod. nach Rackwitz 1975)

Autoren	Tris bzw. $NaHCO_3$	Initiale Menge	Folgedosis	Besonderheiten
Martin (1961)	$NaHCO_3$	44,5 mmol	44,5 mmol/10 min	
Jude et al. (1961)	$NaHCO_3$	45 mmol	45 mmol/5 – 10 min	
Brooks and Feldman (1962)	$NaHCO_3$	100 mmol		Fallbericht
Frey (1962)	$NaHCO_3$	22 – 44 mmol/5 min		
Stewart (1964)	$NaHCO_3$	150 – 200 mmol	Nach BGA-Kontrolle	BGA-Messungen
Smith et al. (1965)	$NaHCO_3$	3 mmol/kg KG	3 mmol/kg KG/10 – 15 min	
Gilston* (1965)	$NaHCO_3$	kg KG · min · 0,1	–	BGA-Messungen*
Sykes et al. (1966)	$NaHCO_3$	120 – 180 mmol	Keine Angaben	
Chazan et al. (1968)	$NaHCO_3$	45 – 180 mmol	Nach Blutgasen	BGA-Messungen
Stöcker (1969)	$NaHCO_3$	Keine Angaben	40 mmol/10 min	
Fillmore et al. (1970)	$NaHCO_3$	~ 400 mmol/h	Keine Angaben	BGA-Messungen
Landauer (1970)	Tris bzw. $NaHCO_3$	2 mmol/kg KG	2 mmol/kg KG/10 min	
Herden (1971)	Tris bzw. $NaHCO_3$	ca. 170 mmol	Nach Blutgasen	
Ahnefeld (1972)	$NaHCO_3$	150 – 200 mmol	50 mmol/8 – 10 min	
Stauch (1973)	$NaHCO_3$	150 – 200 mmol	Nach Blutgasen	
Gross et al. (1973)	$NaHCO_3$	200 – 300 mmol		
Am. Heart Assoc. (1974)	$NaHCO_3$	1 mmol/kg KG	1 mmol/kg KG, dann nach BGA	
Goldberg (1974)	$NaHCO_3$	1 mmol/kg KG	0,5 – 1,0 mmol/kg KG/10 min	
Stephenson (1974)	$NaHCO_3$	1 mmol/kg KG	0,5 mmol/kg KG/10 min	
Dick (1975) (Neugeb.)	$NaHCO_3$	2 – 3 mmol/kg KG	Keine Angaben	
Rackwitz* (1975)	$NaHCO_3$	1 – 2 mmol/kg/10 min	BGA-Kontrolle	BGA-Messungen*
Schuster (1979)	$NaHCO_3$	1 mmol/kg KG – 100 mmol	0,5 mmol/kg KG/10 min	
Am. Heart Assoc. (1980)	$NaHCO_3$	1 mmol/kg KG	0,5 mmol/kg KG, baldigst BGA	

So schreibt Stewart [291]: „Keine Zeit sollte zunächst mit Adrenalin vergeudet werden. Die wichtigste Maßnahme ist die intravenöse Gabe von 8,4% $NaHCO_3$."

Diesen Empfehlungen schlossen sich in den 60er Jahren fast alle Autoren an (s. Tabelle 3). Es ist auffallend, daß in den frühen Arbeiten [37, 92, 157, 196] relativ niedrige Dosen für $NaHCO_3$ (bis 100 mmol) angegeben wurden. Diese Dosisangaben, wie auch die späteren bis zu 6fach höheren Dosen, beruhten auf klinischer Erfahrung und nicht auf Blutgasmessungen und daraus errechneten Dosen während der Reanimation. Obwohl von einigen Autoren Blutgasanalysen während der Reanimation durchgeführt wurden [26, 46, 57, 81, 105, 142, 248, 291], können nur aus wenigen brauchbare Richtlinien abgeleitet werden [105, 248].

Weder in den tierexperimentellen Studien vom Pearson [237], noch in den vorliegenden Untersuchungen war der Azidoseausgleich notwendig, um mit Adrenalin die Wiederherstellung der spontanen Zirkulation zu erreichen. Auch bei pH = 7,0–7,2 war Adrenalin wirksam, wie unsere Azidoseversuche zeigen. Allerdings war die notwendige Adrenalindosis höher, was sich leicht erklären läßt aus der Verschiebung der Dosis-Wirkungs-Kurve nach rechts unten bei den Studien an isolierten Meerschweinchenherzen (Abb. 25a, b, S. 41). Auch bei Patienten schloß ein pH-Wert von 7,02 ein Überleben nicht aus [248].

Ein kritischer pH-Wert in der Reanimation läßt sich schwer festlegen, da zum einen während der Reanimation gemessene Blut-pH-Werte nicht repräsentativ sind für den Gesamtorganismus [22, 26, 100] und schon gar nicht für den intrazellulären pH [78, 244] und zum andern die Ausgangssituation und Ätiologie des Kreislaufstillstands eine wesentliche Rolle spielt [248].

Der kompensatorische *Anstieg der endogenen Katecholamine*, der in tierexperimentellen Studien unter Steady-state-Bedingungen in Azidose beschrieben wurde [74, 192, 215], spielt in der Reanimation nach Herzstillstand sicher eine untergeordnete Rolle. Die während Ischämie oder Asphyxie zunächst exzessiv angestiegenen endogenen Katecholamine sind 3–5 min nach Herzstillstand wieder fast vollständig abgebaut [262]. Für den anoxischen Herzstillstand ließ sich dies in der vorliegenden Studie nachweisen. Dies weist auf die Bedeutung der Zufuhr exogener Katecholamine in der Reanimation hin. Da unter Herzmassage nur ein *Minimalkreislauf* mit unzureichender Organperfusion [57, 233, 313] aufrechterhalten werden kann, muß eine Wiederherstellung der spontanen Pumpfunktion des Herzens so rasch wie möglich angestrebt werden. Dies gelingt, wie unsere Untersuchungen zeigen, nach $NaHCO_3$-Ausgleich signifikant schneller, jedoch ist der Azidoseausgleich nicht unbedingt Voraussetzung (s. S. 38).

Die alleinige Applikation von $NaHCO_3$ ist allerdings nach asphyktischem HKST [237] und Kammerflimmern [253] ohne ausreichende Wirkung. *Tierexperimentelle Untersuchungen*, die sich mit der Dosierung von Natriumbikarbonat in der Reanimation beschäftigen, liegen bisher nicht vor. In der Arbeit von Kirimli [170] wurden 2,5 mmol/kg KG $NaHCO_3$ *vor* Adrenalin gegeben; 5 min nach dieser Dosis wurde ein arterieller pH-Wert von 7,59–7,61 gemessen.

Die Dosisangaben in den Arbeiten von Pearson und Redding sind nicht eindeutig [237, 252]. Mit einer Dosis von 1,5 mmol/kg KG beim Hund, die nach der Berechnung des extrazellulären Raums von Ledingham [184] einer Dosis von 1 mmol/kg KG beim Menschen entspricht, konnten wir in unseren Versuchen einen ausreichenden Azidoseausgleich ohne Ausbildung einer metabolischen Alkalose erreichen. Dies steht in Einklang mit den beiden einzigen *Berechnungen des $NaHCO_3$-Verbrauchs* während Herzstillstand und Reanimation von Patienten [105, 248]. Die Dosis von 1 mmol/kg KG $NaHCO_3$ als Primärdosis zur Blindpufferung wird auch in den Empfehlungen der American Heart Association 1974 und 1980 angegeben [6, 7].

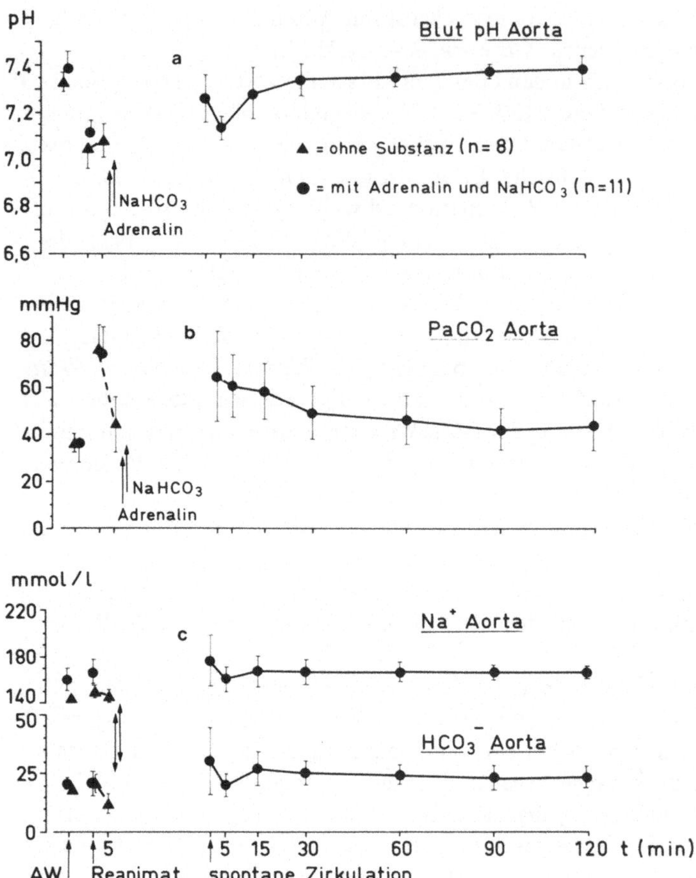

Abb. 50a—c. Auswirkungen einer geteilten Azidosepufferung mit NaHCO3 in der Reanimation nach 5minütigem asphyktischem Herz-Kreislauf-Stillstand. Aufgetragen sind Mittelwerte ± Standardabweichungen: Ausgangswerte (AW), zu Beginn der Reanimation (*R*, nach 5 min Herzstillstand), nach 5 min Herzmassage (Gruppe ohne Pharmakotherapie) sowie mehrere Meßzeitpunkte in der Erholungsphase. (a) Zu Beginn der „Reperfusionsphase" fällt der arterielle pH, der mit der ersten NaHCO3-Dosis von 1,5 mmol/kg KG während der Herzmassage weitgehend ausgeglichen war, erneut auf 7,1 ab. (b) Der mittlere pCO2-Wert, der während der Asphyxiephase auf 75 mmHg angestiegen war, wurde durch die Ventilation bei Herzmassage nahezu auf den Ausgangswert gesenkt. Nach der NaHCO3-Applikation erhöhte sich der mittlere pCO2-Wert erneut auf 70 mmHg. (c) Die Na+-Konzentration stieg zu Beginn parallel mit der NaHCO3-Konzentration im Serum kurzfristig an

Mehrere Untersuchungen zum Säure-Basen-Status in der Reanimation wiesen nach, daß der respiratorische Anteil der bei Kreislaufstillstand auftretenden Azidose allein durch *Hyperventilation* zu beseitigen ist [26, 46, 81, 142, 248]. Durch Applikation von NaHCO3 kann eine respiratorische Azidose nicht gebessert werden. Auch bei Ausgleich einer vorwiegend metabolischen Azidose, die allerdings erst nach 2—3 min ein „therapiewürdiges" Ausmaß erreicht [26, 291], ist Hyperventilation zunächst während der NaHCO3-Infusion notwendig, um das entstehende CO2 aus dem Blut zu eliminieren.

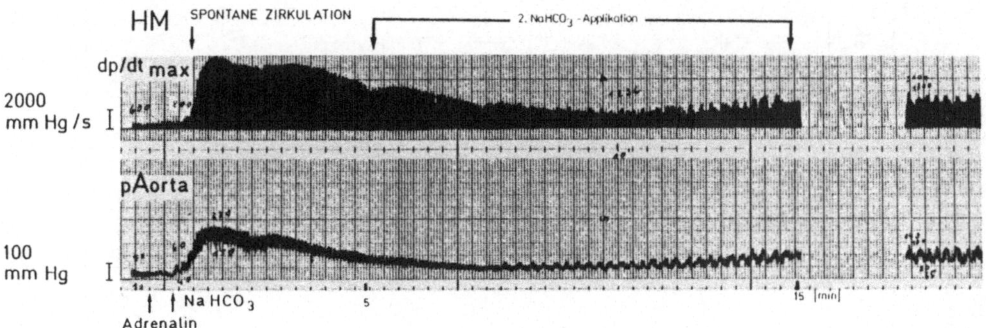

Abb. 51. Originalregistrierung von Herzmassage (*HM*) und Beginn der Erholungsphase nach Reanimation mit Adrenalin. Während der zweiten NaHCO₃-Applikation (6 mmol/kg KG innerhalb von 10 min) in Gruppe 4 sinken dp/dt_{max} und Blutdruck in der Aorta für einige Minuten ab, bevor sich ein Steady state ausbildet

Aufgrund der alarmierenden Angaben über negative Auswirkungen einer *Überkompensation* der Azidose in den Arbeiten von Mattar [198] und Bishop [26] wurde in den Richtlinien die Dosis für eine weitere „blinde" NaHCO₃-Applikation in der Reanimation halbiert [7, 66, 186]. Unsere Untersuchungen bestätigen sowohl den *Anstieg der Osmolarität* (demonstriert am Verlauf des Serumnatriums, s. Abb. 50a–c), auf den Mattar [198] aufmerksam gemacht hat, als auch des arteriellen pCO_2 nach NaHCO₃-Infusion [26]. Die *pCO_2-Bildung* aus H_2CO_3 [230] ist für die primäre *hämodynamische Verschlechterung* nach NaHCO₃-Applikation durch Verstärkung der intrazellulären Azidose [49, 50, 158, 203, 214] verantwortlich zu machen. Als Ursache für diesen Effekt, den wir regelmäßig nachweisen konnten (Abb. 51), ist die für CO_2 höhere Membrandurchlässigkeit im Vergleich zu NaHCO₃ anzusehen [158, 242]. Der gleiche Mechanismus führt zu einem zusätzlichen *Absinken des pH-Werts in der Zerebrospinalflüssigkeit*, begleitet von zerebralen Funktionsstörungen [22]. Darüber hinaus wurden sowohl experimentell [322] als auch bei der Reanimation von Erwachsenen [198], besonders aber in der Neugeborenenreanimation [271, 312] *intrazerebrale Hämorrhagien* beobachtet. Diese müssen mit der iatrogenen Serumhyperosmolarität durch NaHCO₃-Infusion in Zusammenhang gebracht werden. Nach Verminderung der NaHCO₃-Dosis in der Neugeborenenreanimation konnte die Mortalität durch intrazerebrale Blutungen signifikant gesenkt werden [271]. Bereits die früher empfohlenen Einzeldosen von 150–200 mmol NaHCO₃ können nach den Untersuchungen von Mattar [198] und Weil [319] zu Anstiegen der Plasmaosmolarität über 350 mosmol führen, die als letale Grenze angesehen wird.

Darüber hinaus wirkt sich die *Linksverschiebung der Sauerstoffbindungskurve* von Hämoglobin in Alkalose ungünstig auf die O_2-Versorgung der vitalen Organe, v. a. des Gehirns, aus [144, 330]. Ferner erhöht Alkalose den zerebrovaskulären Widerstand und verursacht dadurch eine *Verminderung der zerebralen Durchblutung* [235]. Nach neueren Untersuchungen von White [324] ist hierbei Kalzium ursächlich beteiligt, das in Alkalose vermehrt in die Muskelzellen der Gefäße einströmt und einen erhöhten Tonus bis Spasmus verursacht [121].

Wie die vorliegenden Untersuchungen zeigen, sind als Ursache für die primäre Erfolglosigkeit der Reanimationsmaßnahmen in Alkalose *kardiale Ursachen* entscheidend. Während am isolierten Herzen die *Flimmerschwelle* in Alkalose erniedrigt war, trat bei überschießender NaHCO₃-Zufuhr während der Reanimation von Hunden signifikant gehäuft irreversibles Flim-

Tabelle 4. Auswirkungen einer Azidose auf die Hämodynamik bei intaktem sympathoadrenergem System. Übersicht über wichtige experimentelle Befunde (Abkürzungen: *H* Hund, *K* Katze, *Kan* Kaninchen, *S* Schwein, *H-L-Präp.* Herz-Lungen-Präparat, *Bypass* kardiopulmonaler Bypass, *β-Block* Untersuchungen mit β-Blockade, Abkürzungen der hämodynamischen Parameter s. Akürzungsverzeichnis, *eK* exogene Katecholamine)

Autor	Jahr	Spezies	Methode	Azidose	dp/dt	p_{art}	LVP	HF	CO	SV	LVEDP	TPR	p_{AP}	PVR	CBF	$M\dot{V}O_2$	β-Block	eK
Monroe	1960	H	H-L-Präp.	pCO_2 ↑	±			↓										
Goodyer	1961	H	intakt	HCl		±		±	↓		±		↓	↓				
Downing	1965	K	H-L-Präp.	HCl	±			K		±								+
				Laktat								↓		↑				
Noble	1966	H	intakt	pCO_2 ↑	↓													
				HCl	+−													
Andersen	1967	H		pCO_2 ↑		+−			↑		↓	↑	±					+
				Laktat		+−			+−		+−	↑	↑					
Wendling	1967	H	intakt	pCO_2 ↑		↑			↓			↑						
Wildenthal	1968	H	Bypass	Laktat	↓												+	↓
Caress	1968	H	Bypass	pCO_2 ↑	+−							↑						
				Laktat	↓				+−			↓						
Rocamora	1969	K	H-L-Präp.	Laktat	±			K		±							+	
Gonzales	1971	H	H-L-Präp.	pCO_2 ↑				K			↑							
Köhler	1972	H/Kan K/S.	intakt	pCO_2 ↑	↓ +− ↑	↓ +− ↑		↓ ↑										
Marsiglia	1973	H	H-L-Präp.	HCl	±	±					↑						+	
Mayberg	1974	H	intakt	HCl								±				±		
Tarnow	1975	H	intakt	HCl	↓	±		↑	↓	↓		↑	↑		↑	±		+
Beierholm	1975	H	Bypass	Laktat	↓			↓				↑						+

mern auf. Die Entwicklung einer Kontraktur *des Herzens* kann ebenso mit dem vermehrten Kalziumeinstrom in die Myokardzelle bei Alkalose in Zusammenhang gebracht werden (s. S. 43).

7.2.3 Auswirkungen von Azidose und Alkalose unter Steady-state-Bedingungen

Untersuchungen zur Wirkung von Azidose und Alkalose auf das Herz führten bei intaktem *sympathoadrenergem System* zu anderen Ergebnissen als nach Ausschaltung nervaler und humoraler Einflüsse. Bei intaktem sympathoadrenergem System wurden die negativ inotropen Effekte der Azidose durch *freigesetzte Katecholamine* bis zu einem pH-Wert von 7,0–7,1 weitgehend kompensiert ([20, 68, 69, 111, 259, 272, 326], s. Tabelle 4). Diese Kompensation ist bei Tierspezies, die in Azidose eine große Menge Katecholamine aus dem Nebennierenmark ausschütten, besonders ausgeprägt [174, 259].

Studien an isolierten Herzen [110, 158, 203, 226, 228, 289, 303, 328] und Herzmuskelpräparaten [48, 282] zeigten übereinstimmend einen Kontraktilitätsverlust von etwa 30% in Azidose, verstärkt unter zusätzlichen anoxischen Bedingungen [101]. Dies stimmt mit unseren Untersuchungen überein (s. S. 39). Als Ursache für den Kontraktilitätsverlust in Azidose ist v. a. die intrazelluläre H^+-Ionenkonzentration ausschlaggebend [50, 110, 243, 329]. Es kann heute als gesichert gelten, daß dabei *Interaktionen von H^+ und Ca^{++}* sowie Mg^{++} die Hauptmechanismen der Kontraktilitätsminderung darstellen ([87a, 219, 289, 308, 328], Abb. 52). In Übereinstimmung mit den eigenen Ergebnissen führte *Alkalose* in den wenigen vorhandenen Studien zu spiegelbildlich entgegengesetzten Auswirkungen am isolierten Herzen und am Papillarmuskel, allerdings in geringerem Ausmaß als Azidose [48, 203, 226, 228].

Die Verbesserung der linksventrikulären Funktion in Alkalose bei intakten Kreislaufverhältnissen läßt sich nicht durch Veränderungen der Katecholaminkonzentration im Serum erklären [20, 50, 110, 254, 293, 317].

Elektrolytverschiebungen traten bei pH-Veränderungen im Skelett- und Herzmuskel unterschiedlich auf [242, 243]. Ein Kaliumanstieg im linken Ventrikel konnte nicht mit der myokardialen Funktionsminderung in Zusammenhang gebracht werden [242].

Bis zu einem pH-Wert von 6,9 nahm der *O_2-Verbrauch* in Azidose in der vorliegenden Studie an isolierten Herzen ab (Abb. 24a, S. 40), in Alkalose dagegen zu.

Dies deckt sich mit Untersuchungen der energiereichen Phosphate im Myokard [289, 328].

Stärkere Azidose (pH = 6,6) hatte jedoch einen Abfall des Quotienten ATP/ADP und des myokardialen Kreatin-Phosphat-Gehalts zur Folge [329], v. a. bei zusätzlichen Ischämien (289).

Bei Hunden wurde während respiratorischer Alkalose ein erhöhter O_2-Verbrauch gemessen [165].

Aufgrund der Koronardilatation und der positiven myokardialen Energiebilanz läßt sich einer *leichten Azidose* (bis pH = 6,9) eine Schutzwirkung zuschreiben [25, 87a, 115, 181, 219, 245]. Die hämodynamischen Auswirkungen von Azidose und Kalziumantagonisten sind vergleichbar (s. 7.4.5). Dagegen wirken sich die positiv inotropen Effekte einer Alkalose wegen der Ausschöpfung der Energiereserven schädlich aus [219]. Dies kann die Entwicklung einer Myokardkontraktur begünstigen [115].

Auch bei den Fällen von Kontraktur, die in dieser Studie auftraten, ist der beschriebene Mechanismus anzunehmen.

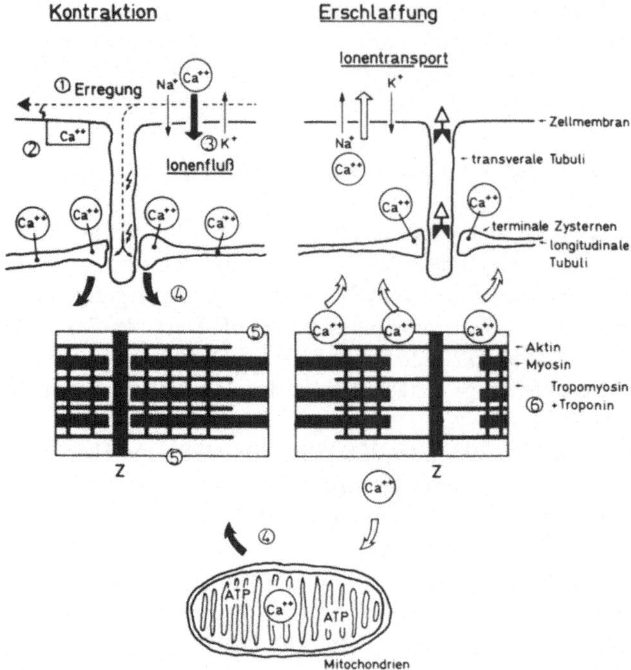

Abb. 52. Modellvorstellung der Auswirkungen intrazellulärer Azidose und Alkalose im Myokard (teilweise mod. nach [11]). Die vielfältigen und komplexen Effekte von Azidose und Alkalose auf das Herz lassen sich vereinfacht in folgendem Konzept zusammenfassen:

① Die Plateauphase des Aktionspotentials ist in Azidose verlängert, in Alkalose dagegen verkürzt [131, 327]. Dies ist für die Kontraktilitätsänderung jedoch sicherlich von untergeordneter Bedeutung, da eine Verlängerung des AP positiv inotrop wirken müßte [11].

② Die Freisetzung von zellmembrangebundenem Kalzium ist in Azidose vermindert [328].

③ Der langsame Ca^{++}-Einstrom ist in Azidose verringert [47, 171, 242, 329], in Alkalose dagegen erhöht [172].

④ Der verminderte Ca^{++}-Einstrom setzt auch intrazellulär weniger Ca^{++} frei [79], v. a. aus dem sarkoplasmatischen Retikulum [73, 160, 171, 216]. Gleichzeitig fördert Azidose die Wiederaufnahme von Ca^{++} in Mikrosomen des sarkoplasmatischen Retikulums [277].

⑤ Somit steht in Azidose weniger und in Alkalose mehr Ca^{++} für die Kontraktion zur Verfügung.

⑥ Die Auffassung, daß H^+ die Ca^{++}-Tropin-Interaktion kompetitiv hemme [79, 161, 166], wird nicht allgemein geteilt [308]

7.2.4 Wirkung von positiv inotropen Substanzen in Azidose und Alkalose

Die hier dargestellten Ergebnisse an isolierten Meerschweinchenherzen ergaben keinen Hinweis für eine spezifische Wirkungsänderung von Adrenalin, Orciprenalin und $CaCl_2$ in einem pH-Bereich von 6,91–7,72. Die Dosis-Wirkungs-Kurven waren jedoch in Azidose zu niedrigeren und in Alkalose zu höheren Werten von dp/dt_{max} verschoben. Die Angaben in der Literatur (s. Tabelle 5) sind wiederum nicht einheitlich. In Azidose war die Ansprechbarkeit des Myokards auf exogene Sympathomimetika zwar abgeschwächt, die positiv inotropen, positiv chronotropen und metabolischen Effekte waren aber bis zu einem pH-Bereich von 7,0 deut-

Tabelle 5. Literaturübersicht über die Wirkung von positiv inotropen Substanzen unter Steady-state-Bedingungen in Azidose

Autor	Jahr	Spezies	Methode	Azidose	Substanz	TPR	HZV	dp/dt	p_a	HF	α	β	Besonderheiten
Darby	1960	Hund	versch. Präp.		Levaterenol	↓							
Nash	1961	Hund	intakt	pCO_2	Adrenalin	↓					↓		
					Noradrenalin								
Wood	1963	Hund	intakt	pCO_2	Adrenalin						+−	↓	
Bendixen	1963	Hund	intakt	pCO_2	Adrenalin	↓			±	±	±	↓	Dosis-Wirkungs-Kurven
Poyart	1967	Hund	intakt	pCO_2	Noradrenalin	↓		↓					O_2-Aufnahme, metabolische Effekte
Ford	1968	Hund	intakt	Laktat	Noradrenalin					↓			
					Isoprenalin					±			
Halloran	1972	Katze	intakt	Laktat pCO_2	Strophantin	±	±	±					β-Blockade
Atkins	1972	Ratte	intakt	pCO_2	Adrenalin						↓	↓	
					Noradrenalin	↓							
					Isoprenalin								
					Orciprenalin								
Schaer	1974	Meers.	isol. Vorhof	pCO_2	Adrenalin	↓						↓	Dosis-Wirkungs-Kurven
Dusting	1975					↓					↓		Übersicht
Schulte-Sasse	1981	Hund			Dobutamin		↓	↓	↓		±	↓	
					Noradrenalin								

lich nachweisbar [8, 284]. Die Wirksamkeit von Dopamin in Azidose wurde kürzlich durch
klinische Beobachtungen bestätigt [127]. Bemerkenswert ist dabei, daß die α-mimetischen
Wirkungskomponenten bei Untersuchungen an Hunden weniger stark beeinflußt waren als die
β-mimetischen Anteile [21, 284].

Unter Berücksichtigung der Arbeiten von Morgenstern und Schaer [207, 282], die im
Gegensatz zu Kohlhardt [171] eine geringe Beeinträchtigung der positiv inotropen Wirkung
an isolierten Herzpräparaten beobachteten, sowie unseren eigenen Befunden, ergeben sich
folgende *Beeinflussungsmöglichkeiten von Sympathomimetika in Azidose:*

1) direkte Wirkung der Azidose (Verminderung der Kontraktilität; H^+-Effekte, s. S. 75);

2) Verminderung der spezifischen „Adrenalinantwort" (wurde lediglich an isolierten Präpa-
raten schlüssig nachgewiesen [282]);

3) teilweise Besetzung der β-Rezeptoren durch freigesetzte endogene Katecholamine [174];

4) zusätzliche Einflüsse durch veränderte Konzentrationen des ionisierten Kalziums in Azidose (wurden tierexperimentell und in vitro beschrieben [281, 284]).

7.2.5 Kammerflimmern in Azidose und Alkalose

Irreversibles Flimmern und Myokardkontrakturen traten in den eigenen Studien sowohl in
Alkalose als auch bei Zusatz von Extrakalzium auf. Es kann deshalb angenommen werden,
daß in Alkalose und nach zusätzlicher Kalziumapplikation eine Zunahme der intrazellulären
Kalziumkonzentration im Myokard den wesentlichen Mechanismus bei der Entstehung der
beiden genannten Phänomene darstellt. In Alkalose und bei Hyperkalzämie kommt es zu einer
Verkürzung der AP-Dauer [131, 161, 327]. Außerdem wurde in Alkalose ein vermehrter Kalziumeinstrom in die Zelle nachgewiesen [172]. Die vorhandenen Daten reichen jedoch nicht
aus, den Mechanismus des irreversiblen Flimmerns plausibel zu machen, zumal bei Untersuchungen am intakten Tier widersprüchliche Befunde erhoben wurden [104, 260, 309]. Vor
allem muß die Frage offenbleiben, warum Flimmern in Alkalose nicht erfolgreich defibrilliert
werden konnte (s. Tabelle 6).

Zwei *Hypothesen* lassen sich anführen:

1) Bei verkürztem Aktionspotential mit entsprechend verminderter Refraktätzeit wäre ein
sich dauernd wiederholender *Reentrymechanismus* vorstellbar [10, 161].

2) Bei sehr rascher Überkompensation einer extrazellulären Azidose könnte jedoch auch eine
Inhomogenität auftreten, indem die intrazelluläre Azidose unterschiedlich rasch ausgeglichen
wird [12].

Mittels His-Bündel-Elektrographie deckte Djonlagic [64] an Hunden in Alkalose *kompli-
zierte Arrhythmien* auf. In respiratorischer Alkalose kam es bei fast allen Tieren zu Kammerflimmern und auch bei metabolischer Alkalose trat gehäuft Flimmern auf, v. a. nach Kalium-
gabe. Auch bei Patienten von Intensivstationen wurden gehäufte ventrikuläre Rhythmusstö-
rungen beschrieben [183, 200, 333]. Bei Überkompensation mit $NaHCO_3$ während Reanimation von Patienten trat in Übereinstimmung mit unseren Ergebnissen nichtdefibrillierbares
Flimmern auf [198]. Als zusätzliches flimmernauslösendes Agens muß in den vorliegenden
Studien Adrenalin angesehen werden [280, 300]. Nach den Befunden von Baumelt u. Antoni

Tabelle 6. pH-Abhängigkeit der elektrischen Flimmerschwelle (*FS*). Während an isolierten Herzen in Azidose (*Az.*) eine Erhöhung und in Alkalose (*Alk.*) eine Herabsetzung der FS auftrat (Baumelt 1976 und eigene Befunde), sind die Befunde bei Hunden mit intakten Kreislaufverhältnissen z. T. gegensätzlich. Dieser Widerspruch läßt sich derzeit nicht vollständig aufklären (*ES* Extrasystolen, *VF* ventrikuläres Flimmern)

| Autor | Jahr | Methode | Art | pH | | Ergebnisse | | Besonderheiten |
| | | | | Az. | Alk. | FS | | |
						AZ.	Alk.	
Hecht	1965	Purkinje Schaf	NaOH	5,9	8,7	AP+	AP−	Reduktion der Aufstrichge-schwindigkeit
Williams	1966	Vorhof Kaninchen	NaHCO$_3$↓ pCO$_2$ ↑	6,7	8,04	AP+ ↑	AP−	
Baumelt	1976	Meerschw. isol. Herz	NaHCO$_3$ pCO$_2$	6,95	7,75	18−60%	↓ 19−33%	
Gerst	1966	Hund intakt	HCl Laktat	7,06− 7,24	7,51− 7,62	40% ↓	↑	
			pCO$_2$ ↑	7,05− 7,28	7,65	± ↓	±	
Turnbull	1966	Hund intakt	Laktat	7,15	7,62	40% ↓	+−	
			pCO$_2$ ↑	7,14	7,59	40%	+−	
Dong	1967	Hund intakt	pCO$_2$ ↑	7,10 7,29		−+		Schwelle für ES ↑
Streisand	1971	Hund intakt	HCO$_3$ ↑		7,8			spontanes Auf-treten von VF bei 5 von 7 Hunden ↑
Rogers	1973	Hund intakt	pCO$_2$	6,97− 7,27	7,6	+− ↓	50% ↑	
			HCl NaHCO$_3$	7,03	7,6	50%	25−460%	

[19] ist die *Reizschwelle* des isolierten Herzens sowohl in Azidose als auch in Alkalose erhöht, was mit Messungen von Hughes [152] an Hunden übereinstimmt. Demnach wären die Bedingungen für eine erfolgreiche Defibrillation bei normalem pH am günstigsten. Defibrillationsversuche an Hunden erbrachten jedoch keine signifikanten Unterschiede der notwendigen Defibrillationsenergie in respiratorischer und metabolischer Azidose [335], respiratorischer Alkalose sowie Hypoxie [252, 337].

7.2.6 Klinische Schlußfolgerungen zum Azidoseausgleich

1) *Hyperventilation* gleicht respiratorischen Anteil der Azidose während effizienter Herzmassage aus.

2) *Adrenalinapplikation* hat den Vorrang vor jeder anderen Medikation.

3) Während Reanimation ist weniger $NaHCO_3$ notwendig als früher angenommen.

4) *Überkompensation* wegen deletärer Auswirkungen einer metabolischen Alkalose unbedingt vermeiden.

5) Nach Wiederherstellung des spontanen Kreislaufs ist *titrierter Azidoseausgleich nach BGA-Bestimmungen* notwendig (Auswaschen der sauren Metabolite).

6) Dabei ist *zusätzliche Hyperventilation* erforderlich: $HCO_3 + H^+ \rightarrow H_2CO_3 \rightarrow CO_2 \uparrow + H_2O \rightarrow$ intrazellulärer pH-Abfall (ZNS, Myokard).

7.3 Sympathomimetika in der Reanimation

7.3.1 Zusammenfassung der eigenen experimentellen Befunde

1) Die kardiopulmonale Reanimation führte mit dem kombinierten α- und β-Sympathomimetikum Adrenalin signifikant häufiger zum *Erfolg* als mit dem β-Sympathomimetikum Orciprenalin oder dem überwiegenden α-Mimetikum Norfenefrin.

2) Der Grund für die Überlegenheit von Adrenalin ist wohl einerseits die *Anhebung des diastolischen Aortendrucks*, womit die koronare Perfusion gesichert wird. Andererseits führt Adrenalin gleichzeitig zu einer Wiederherstellung bzw. *Verbesserung von Automatie und Erregungsleitung* und zu einer *Tonisierung* des Myokards.

3) *Flimmern* trat zwar bei den untersuchten Sympathomimetika etwa gleich häufig auf, jedoch war das signifikant schlechtere *Defibrillationsergebnis* nach Orciprenalin- oder Norfenefrinapplikation für den Mißerfolg entscheidend.

4) In der *Erholungsphase* der erfolgreichen kardiopulmonalen Reanimation waren Blutdruck, Kontraktilität und Organperfusion nach Norfenefrininjektion kurzfristig erhöht, danach nahm die Funktion des vorgeschädigten Myokards jedoch deutlich ab. Die hämodynamische Gesamtsituation war der nach Adrenalinapplikation vergleichbar oder geringfügig ungünstiger.

7.3.2 Erfolgsrate der kardiopulmonalen Wiederbelebung mit verschiedenen Sympathomimetika

Die Anwendung von Adrenalin als Mittel der Wahl in den USA beruht auf einer Reihe fundierter experimenteller Untersuchungen [170, 232, 236, 250, 251, 253, 326]. Dagegen ist eine überlegene Wirkung des im deutschsprachigen Raum in den letzten 20 Jahren bevorzugt empfohlenen und angewandten Orciprenalin [2, 3, 138, 285, 288, 295] bisher weder experimentell noch klinisch nachgewiesen worden (Tabelle 7).

In vergleichbaren *experimentellen Reanimationsstudien* waren das pharmakologisch verwandte Isoprenalin [251] sowie das β-Sympathomimetikum Dobutamin [232] ebenso unwirksam wie Orciprenalin in der vorliegenden Studie.

So konnten Hunde nach asphyktischem Herz-Kreislaufstillstand mit Adrenalin in 100% der Fälle erfolgreich reanimiert werden, während die Isoprenalintherapie in der gleichen Versuchsanordnung völlig versagte [252]. In dieser Studie von Redding trat nach Isoprenalinmedikation Flimmern gleich häufig auf wie nach Adrenalin. Dies stimmt mit der etwa gleichen Flimmerhäufigkeit nach Orciprenalin- und Adrenalinapplikation in unseren Untersuchungen überein. Ferner erniedrigten äquieffektive Dosen (dp/dt$_{max}$) von Orciprenalin und Adrenalin die Schwelle für elektrisch induziertes Flimmern in vergleichbarem Ausmaß (s. S. 43). Entscheidend ist jedoch, daß die Defibrillation bei der Reanimation mit Adrenalin immer erfolgreich war. Mit Orciprenalin dagegen resultierte nach der Defibrillation zwar eine geordnete elektrische Aktivität, aber keine suffiziente Pumpfunktion des Herzens.

Die α-Mimetika Phenylefrin (Neosynergin), Metaraminol (Aramin) und Methoxamin (Vasoxyl) führten jeweils in 9 von 10 Fällen zum Auftreten einer spontanen Zirkulation, wobei über die Dauer und das Verhalten der hämodynamischen Parameter in der Erholungsphase jedoch keine Angaben gemacht werden [251]. Mit Norfenefrin, einer Substanz mit überwiegend α-sympathomimetischer Wirkungskomponente [91], ließ sich in der vorliegenden Studie mit unterschiedlicher Dosierung (0,12 bzw. 0,25 mg/kg KG) nur in 74% der Fälle (14/19) eine bleibende spontane Zirkulation wiederherstellen.

Am besten ist Adrenalin unter Reanimationsbedingungen experimentell untersucht worden. Dabei lag die Erfolgsrate übereinstimmend mit unseren Ergebnissen zwischen 80 und 100%, und zwar sowohl bei Asystolie nach Abklemmen großer Gefäße [61] als auch beim asphyktischen Herzstillstand [76*, 231, 236, 238, 250, 251, 336] und beim elektrisch induzierten Flimmern [170, 232, 251, 252, 336].

7.3.3 Mögliche Mechanismen der Wirkungsunterschiede

Entscheidend für den Erfolg der kardiopulmonalen Reanimation mit Adrenalin ist offenbar v. a. die *Anhebung des diastolischen Drucks* während der Herzmassage durch den *α-sympathomimetischen Anteil.* Der im Mittel hochsignifikant höhere diastolische Blutdruck bei den erfolgreich reanimierten Hunden aller Gruppen (s. S. 45) gegenüber den nicht erfolgreich reanimierten Tieren weist dies deutlich aus.

Bei den nicht erfolgreich mit Orciprenalin reanimierten Tieren war der diastolische Blutdruck nicht nur signifikant niedriger als nach Adrenalin, sondern er sank im Verlauf der Herzmassage unter den mittleren Wert der Gruppe, die kein Medikament erhielt.

Auch die nicht reanimierbaren Tiere der Norfenefringruppe wiesen signifikant niedrigere systolische und diastolische Blutdruckwerte auf als die erfolgreich behandelten Tiere.

Der unterschiedliche „Tonus des Myokards" während der Herzmassage zeigt, daß für den Erfolg der Reanimation auch die β-sympathomimetische *Komponente* eines Sympathomimetikums von Bedeutung ist. Wurde mit Norfenefrin nicht innerhalb von 2 min ein Wiedereinsetzen der spontanen Pumpfunktion des Herzens erreicht, so dilatierten die Herzen unter der Herzmassage und die erreichten Druckwerte nahmen dabei ab. Das Herz fühlte sich schlaff an und wich an den von der massierenden Hand nicht umfaßten Stellen nach außen ab. Offenbar ist also eine gewisse β-Stimulation notwendig, um das während Anoxie und Ischämie dilatierte

---

* Beim asphyktischen Kreislaufstillstand war Adrenalin intrapulmonal (Katheter in Trachea) ebenso zuverlässig, aber rascher wirksam als i.v.

Tabelle 7. Literaturübersicht über angegebene Sympathomimetika in der Reanimation (bei Erwachsenen)

Autor	Jahr	Medikament	Dosis[a] initial	Repetitionsdosis	Verdünnung	Wann?	Art des HKST	Basis	Applikation
Jude	1961	A I	0,5 mg 0,1−0,2 mg			Sofort	K.A.	TE	i.v. intrakardial
Frey	1962	A NA	K.A. K.A.			Sofort	K.A.	K.A.	K.A.
Friese	1962	A	50−100 µg, 0 diskutiert			Unter HM		Klin. E.	intrakardial
Grosse-Brockhoff	1964	A	K.A.				AS VF	TE	intrakardial
Blömer	1965	A	1 ml		1:1000	Während HM			intrakardial
Effert	1965	A 0	0,1−0,2 mg 0,5			Während HM	VF AS	K.A.	intrakardial
Herden*	1971	0 A	0,1−0,2 mg 0,2−0,4 mg	5−10 min			VF AS	K.A.	intrakardial V.-cava-Katheter
Ahnefeld*	1972	0	0,1−0,2 mg			Nach 3 min		Theor. Überl.	V. subclavia
Goldberg	1974	A	0,5 mg	0,5 mg; 5 min			VF AS EMD		i.v. intrakardial
Schuster*	1975	0	1 mg	1, 3, 5 mg	Verd.		B, A		K.A.
Feldmann	1975	A	0,2−1 mg			Nach CaCl$_2$			intrakardial intratracheal
Stöcker*	1976	0 A	0,5−1 mg 0,5−1 mg		Verd.				i.v. intrakardial

Hossli	1976	A	0,3–0,5 mg	Gleiche Dosis	K.A.	Während HM	AS, VF	AHA	i.v. intrakardial
Stauch*	1977	0 A	0,5–2,5 mg 0,2–0,4 mg		Verd.				zentrale Vene
Ahnefeld*	1977	0 A, wenn 0 wirkungs-los	0,5 mg					K.A.	intrakardial
Schuster	1979	0	0,5 mg	1/2 mg; 5 min			A VF	K.A.	i.v. intrakardial
Dudziak	1980	A I	0,2–1 mg 0,2–1 mg	Fraktioniert	Verd.	Während HM	K.A.	Klin. L.	intrakardial
AHA	1980	A	0,5–1 mg	5 min, gleiche Dosis			AS, B, VF, EMD		i.v. intratracheal
Götz	1981	A	0,5–1 mg	3 min	Verd.	Während HM	VF AS		i.v. intrakardial
Ahnefeld*	1981	A 0	0,5 mg 0,5 mg		Verd.			K.A.	
Safar	1981	A	0,5–1 mg	3–5 min	Nicht Verd.	Sofort Unabh. von EKG	AS, VF, EMD	TE, Klin. L.	i.v. intratracheal
Gilston	1983	A	2–4 mg			Unabh. von EKG			i.v. intratracheal

a   Orciprenalin wurde in Dosen von 0,1 (Ahnefeld 1972) bis 5 mg (Schuster 1975) in der Reanimation empfohlen. – Auch die Dosisempfehlungen für Sympathomimetika in der Neugeborenen- und Kinderreanimation beruhen nicht auf wissenschaftlichen experimentellen Grundlagen, sondern auf Empirie und Umrechnung von Erwachsenendosen auf Kinder. Im deutschsprachigen Raum wurde Orciprenalin an erster Stelle genannt [60, 123, 241]. Die Dosisempfehlungen für Adrenalin unterscheiden sich um den Faktor 10 [7, 60, 146, 241, 262]

*   Orciprenalin bevorzugt empfohlen

I Isoprenalin, *O* Orciprenalin, *A* Adrenalin; *K.A.* keine Angabe, *AS* Asystolie, *VF* Ventrikuläres Flimmern, *B* Bradykardie, *EMD* Elektromechanische Dissoziation, *TE* Tierexperimente, *AHA* American Heart Association, *Klin. E.* klinische Erfahrungen, *Klin. L.* klinische Literatur

Myokardgefüge wieder zu festigen [98]. Die geringe β-sympathomimetische Wirkungskomponente des Norfenefrin scheint dafür nicht in allen Fällen ausreichend zu sein.

Über die Tonisierung des Myokards konnten Redding [251] und Pearson [238] keine Aussage machen, da sie mit externer Herzmassage reanimierten.

Stimulation der β-Rezeptoren führte sowohl nach Adrenalin- als auch Orciprenalininjektion in der Reanimation zur Wiederherstellung von Automatie und Erregungsleitung, verbunden mit einer *Erhöhung des O_2-Verbrauchs* [18, 83, 189]. Während jedoch die vasokonstriktorische Wirkung von Adrenalin durch Anhebung des diastolischen Aortendrucks die *Koronarperfusion* unter der Herzmassage verbesserte, war in unseren Untersuchungen mit Orciprenalin kein koronarer Fluß meßbar. In einer Studie von Holmes [147] führte Isoprenalin bei Kammerflimmern unter der Herzmassage zum Abfall der koronaren, zerebralen und renalen Perfusion, während Adrenalin den koronaren und zerebralen Fluß erhöhte.

Orciprenalin führte in der vorliegenden Arbeit wie auch Isoprenalin in der Studie von Yakaitis [336] im allgemeinen unter Herzmassage im *EKG* zu einer geregelten Herzaktion. Diese elektrische Aktivität war jedoch nicht Ausdruck einer suffizienten Pumpfunktion des Herzens, vielmehr trat eine sog. *elektromechanische Dissoziation* auf. Die Herzaktionen blieben nach Orciprenalininjektion hämodynamisch frustran, insbesondere nachdem die periphere vasodilatierende Wirkung eingesetzt hatte. Daraus läßt sich folgender Mechanismus ableiten (Abb. 53): Der verminderte koronare Perfusionsdruck führt mit oder ohne Kammerflimmern in einen Circulus vitiosus, der letztlich ein *Mißverhältnis zwischen O_2-Verbrauch und O_2-Angebot* aufrecht erhält. Aufgrund des fehlenden O_2-Angebots bleibt die extreme Hyposystolie bestehen und die myokardiale Perfusion zwangsläufig niedrig. Gleichzeitig wird aber durch die bekannte positiv chronotrope und den Stoffwechsel stimulierende β-sympathomimetische Wirkung der O_2-Verbrauch angehoben [35, 63, 189].

Als Zeichen für das fortdauernde Mißverhältnis zwischen O_2-Angebot und -Verbrauch war bei Abbruch der Reanimationsmaßnahmen die CPK-Aktivität im Serum auf das 6fache angestiegen. Zum gleichen Zeitpunkt war die CPK-Aktivität in der Adrenalingruppe lediglich verdoppelt.

Für das *flimmernde Herz* wird die Situation nach β-Stimulation offenbar besonders deletär [189]. Der O_2-Verbrauch des flimmernden Herzens nimmt nämlich nach β-Stimulation zu und der subendokardiale Flow auch bei adäquatem koronarem Perfusionsdruck ab. Wenn aber der koronare Perfusionsdruck aufgrund der vasodilatierenden Wirkung von Orciprenalin bereits niedrig ist, wird eine O_2-Versorgung des Subendokards nicht mehr stattfinden. Damit läßt sich unschwer der fehlende Defibrillationserfolg nach Orciprenalinapplikation in der Reanimation in den vorliegenden Versuchen erklären. Während nach Norfenefrin die ausbleibende positiv inotrope („tonisierende") Wirkung den Mißerfolg von Defibrillationsversuchen erklären kann, fehlt nach Orciprenalin der periphere Widerstand für das pumpende Herz („das Herz pumpt ins Leere").

7.3.4 Befunde mit β-Sympathomimetika bei intaktem Kreislauf mit oder ohne Myokardschäden

Pharmakawirkungen, die am schlagenden Herzen in situ nachgewiesen wurden, lassen sich nicht ohne weiteres auf das stillstehende Herz unter Herzmassage übertragen. Einige experimentelle und klinische Befunde bei intaktem Kreislauf stützen jedoch die obige Modellvorstellung und zeigen, daß Isoprenalin und Orciprenalin auch bei noch intaktem Kreislauf

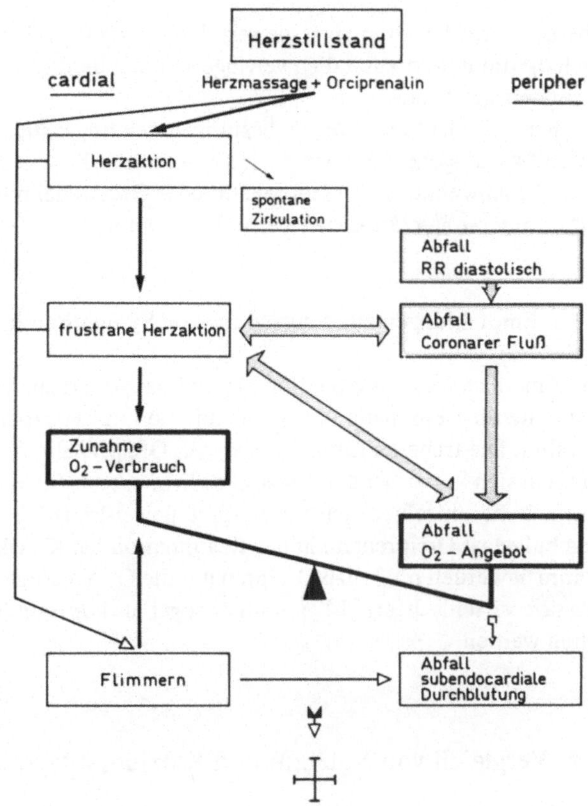

Abb. 53. Modellvorstellung der Wirkung von Orciprenalin in der Reanimation

schädlich sein können. So beschrieb Forbat [89] einen durch Isoprenalininfusion ausgelösten Kreislaufstillstand mit elektromechanischer Dissoziation. Die Diskrepanz zwischen Energieangebot und -verbrauch wird auch als das zugrundeliegende pathophysiologische Prinzip bei der Entstehung von Myokardnekrosen nach hohen Dosen von β-Sympathomimetika angesehen [35, 247, 261]. Nach Fleckenstein [84] spielt dabei die intrazelluläre Kalziumüberladung eine entscheidende Rolle.

Die kurzfristige Verminderung des koronaren Perfusionsdrucks wurde von Daniell [55] als der begrenzende Faktor für die myokardiale Funktion nach Isoprenalin beim Hund herausgestellt. Die paradoxe Antwort auf Isoprenalin kann offenbar verstärkt werden, wenn bereits eine teilweise oder globale Minderperfusion des Myokards vorliegt. Bei stenosierter linker Koronararterie (Hunde) konnte Vatner [311] zeigen, daß einer kurzfristigen Verbesserung der linksventrikulären Funktion die Entwicklung einer akuten myokardialen Insuffizienz folgte. Bei stenosierender koronarer Herzkrankheit ist die myokardiale Perfusion bekanntlich [179, 210] streng druckabhängig, Mechanismen der Autoregulation fehlen. Deshalb vergrößerte Isoprenalin im Tierexperiment eine bereits bestehende regionale Ischämie des Myokards [194].

Im Gegensatz zu α-mimetischer Stimulation führte Isoprenalin zu einer relativen subendokardialen Ischämie im Versorgungsgebiet der stenosierten A. coronaria sinistra [201].

Ebenso wurde bei Flimmern die verschlechterte O_2-Bilanz besonders subendokardial [189] nach β-Stimulation zusätzlich verringert. Auch hierbei sind poststenotische Myokardregionen besonders gefährdet.

Klinische Untersuchungen bestätigen den ungünstigen Einfluß von Isoprenalin bei Patienten mit kardiogenem Schock nach Myokardinfarkt [77, 122, 177, 210, 274, 276]. Demnach wäre die Anwendung von Isoprenalin oder Orciprenalin bei der *Reanimation von Patienten mit koronarer Herzkrankheit* besonders deletär.

7.3.5 Empfehlungen zur Anwendung von Sympathomimetika in der Reanimation

Die American Heart Association [7] und das American College of Cardiology [23] sehen keinen Platz für Isoprenalin in der Reanimation mit Herzmassage. Orciprenalin wird nicht erwähnt. Die früheren Empfehlungen für Orciprenalin in der Reanimation in Deutschland stützten sich vorwiegend auf positive Wirkungen bei AV-Überleitungsstörungen [93] und kasuistische Einzelbeobachtungen ohne Beweiskraft (Tabelle 7). Aufgrund der vorliegenden Ergebnisse ist Orciprenalin in der Reanimation bei Kreislaufstillstand abzulehnen. Da angenommen werden muß, daß Orciprenalin die O_2-Versorgung des Gehirns während der Herzmassage verschlechtert [147], muß es sogar als kontraindiziert bei Kreislaufstillstand angesehen werden.

7.4 Vergleich von Kalzium und Kalziumantagonisten in der Reanimation

7.4.1 Zusammenfassung der experimentellen Befunde

1) Die Reanimation war mit Adrenalin und Diltiazem nach Adrenalin immer erfolgreich, dagegen nur in 7 von 10 Fällen mit Adrenalin und zusätzlichem Kalziumchlorid. Bei 2 Hunden, die zusätzlich zu Adrenalin Kalzium erhielten, trat nichtdefibrillierbares Flimmern auf, in einem Fall eine Kontraktur.

2) Die den *O_2-Verbrauch determinierenden hämodynamischen Parameter* verhielten sich in der Erholungsphase spiegelbildlich zwischen der Kalziumgruppe und der Diltiazemgruppe. Herzfrequenz, totaler peripherer Widerstand und dp/dt_{max} (maximal erreichte Werte) waren nach Diltiazem signifikant gegenüber Kalziumapplikation vermindert.

3) Dagegen war das *Herzminutenvolumen* und die Durchblutung von A. renalis und A. femoralis nach Diltiazem gegenüber Kalzium signifikant erhöht.

4) Die *myokardiale O_2-Bilanz* wurde durch Diltiazem verbessert (signifikante Erhöhung des koronaren Flusses, signifikante Erhöhung des p_vO_2 im Sinus coronarius, Abnahme des prozentualen O_2-Verbrauchs).

5) Die myokardiale *Aufnahme von $^{47}Ca^{++}$* war nach Diltiazem deutlich vermindert.

6) Während der *Druck im Confluens sinuum und der zerebrale Perfusionsdruck* in den Gruppen vergleichbar waren, nahm die Durchblutung der A. carotis communis nach Diltiazem deutlich zu. Die O_2-Aufnahme des Gehirns war in der Diltiazemgruppe gesteigert.

7) Nach Reanimation mit dem α-Sympathomimetikum Norfenefrin hatte Diltiazem in der Erholungsphase qualitativ die gleichen Auswirkungen wie nach Reanimation mit Adrenalin.

7.4.2 Grundlagen der bisherigen Empfehlungen von Kalzium in der Reanimation

Die Empfehlung zur Anwendung von Kalzium in der Reanimation fehlt in keinem Lehrbuch [3, 70, 80, 108, 117, 139, 149, 186, 295] und ist auch in allen Standardrichtlinien enthalten [6, 7] (vgl. Tabelle 8).

Gesicherte Befunde über positive Effekte von Kalzium in der Reanimation stehen jedoch noch aus.

Kalzium wurde „zur Tonisierung des Herzens" [61, 288, 295, 331] „zur Komplettierung der β-sympathomimetischen Therapie am Herzen" [4, 108] sowie zur Therapie der elektromechanischen Entkoppelung [7, 186] für vorteilhaft gehalten. Die bekannten physiologischen Wirkungen von Kalzium, nämlich Erhöhung der Ventrikelerregbarkeit, Anhebung der Kontraktilität sowie Vermittlung der elektromechanischen Koppelung [10, 11, 161] waren dabei die theoretischen Grundlagen. Die empfohlene Anwendung von Kalzium in der Reanimation geht auf D'Haluin 1926 (bei [163]) zurück.

In den Untersuchungen von Kay et al. [164] sowie Redding u. Pearson [251] war Kalziumchlorid als Monosubstanz bei der Reanimation von Hunden zwar wirksamer als Isoprenalin, aber weniger effektiv als Adrenalin. Mit Adrenalin wurde immer eine zuverlässige Wirkung erreicht, auch dann, wenn die anderen Pharmaka versagt hatten [164]. Dietmann [61] beschrieb nach elektrisch induziertem Flimmern bei Hunden nach Kalziumapplikation „in der Regel eine deutliche Zunahme des Tonus der Herzmuskulatur, nach der häufig die Herzaktion spontan in Gang kam". Redding u. Pearson [251] beobachteten nach Kalzium ebenso häufig Flimmern wie nach Adrenalin. Als Ursache für den Mißerfolg mit Kalzium allein in der Reanimation ist, wie auch bei Isoprenalin und Orciprenalin, die fehlende Anhebung des diastolischen Aortendrucks und damit des koronaren Perfusionsdrucks während der Herzmassage anzusehen [238].

Positive Wirkungen von Kalzium bei der Wiederbelebung wurden in einer einzigen *klinischen Arbeit* von Kay [163] bei 4 Säuglingen und Kleinkindern mit angeborenen Herzfehlern beschrieben. Bei diesen kleinen Patienten war die Reanimation im Operationssaal 2mal mit Kalzium als Monosubstanz und 2mal in Kombination mit Adrenalin erfolgreich.

Dagegen sah White [323] keinen günstigen Effekt von Kalzium bei der empfohlenen Anwendung während „Kreislaufstillstand" mit idioventrikulärem Rhythmus im EKG (elektromechanische Dissoziation). Während also die Wirkung von Kalzium allein bei der Reanimation weder klinisch noch experimentell belegt werden konnte, liegt bisher eine systematische Untersuchung der Kombination von Adrenalin und Kalzium in der Reanimation nicht vor. Die in den letzten Jahren mehrfach geäußerten Bedenken gegen die routinemäßige Anwendung von Kalzium in der Reanimation [58, 262, 324] werden durch die vorliegenden Ergebnisse gestützt.

Die zusätzliche Applikation von Kalzium zu Adrenalin führte in dieser Studie zum Auftreten von irreversiblem Flimmern in 2 Fällen und einer Kalziumkontraktur in einem Fall. Darüber hinaus waren die hämodynamischen Parameter in der Erholungsphase nach der Reanimation negativ beeinflußt und die Zeichen der Zellschädigung nach zusätzlicher Kalziuminjektion vermehrt.

Tabelle 8. Literaturübersicht zu angegebenen Indikationen und Dosen von Kalzium in der Reanimation (Abkürzungen s. Tabelle 7)

Autor	Jahr	Indikation	Dosis initial	Repetitions-dosis	Applikation, Bemerkungen
Herden	1973	Hyperkaliämie	K.A.		
Gross	1973	Asystolie, Hyposystolie	10 ml–30 ml 10 ml 10% $CaCl_2$	10 min	i.v. intrakardial
Feldmann	1975	Asystolie, Hyperkaliämie	10 ml Glukonat 5 ml 10% $CaCl_2$	K.A.	intrakardial
Stöcker	1976	Keine Diff.	Glukonat 5–10 ml 10% $CaCl_2$	K.A.	i.v. intrakardial
Hossli	1976	Keine Diff.	Glukonat 10 ml 10% $CaCl_2$ 5 ml 10%	K.A.	Nicht mit $NaHCO_3$
Ahnefeld	1977	Kreislaufstillstand	5–10 ml 10% $CaCl_2$	10 min	i.v. intrakardial
Stauch	1977	Beginn Reanimation, Hyposystolie	10 ml $CaCl_2$	5–10 ml	K.A.
Schuster	1979	Hyposystolie	5 ml Ca-Chlorid 10 ml Glukonat		
AHA	1980	EMD, Asystolie	5–10 mg/kg Ca^{++}	10 min	
Dudziak	1980		5–10 ml $CaCl_2$	K.A.	Rechter Ventrikel
Le Winter	1981	EMD	2,5–5 ml 10% $CaCl_2$	K.A.	K.A.
Ahnefeld	1981	Komplettierung der β-sympathomimetischen Therapie, elektromechanische Entkoppelung	5 ml 10% $CaCl_2$	K.A.	
Götz	1981	Asystolie, Unterstützung der Adrenalintherapie	3–5 ml 10% $CaCl_2$	10 min	Keine Mischung mit $NaHCO_3$
Safar	1981	EMD	5 ml 10% $CaCl_2$		Zweifelhafter Wert
Bethesda	1982	Hyperkaliämie, Massivtransfusion			Routinegabe in Reanimation abgelehnt
Gilston	1983	Keine Diff., Hyperkaliämie	50–100 mg	5–10 min	

Somit wirkte sich die Kombinationstherapie in der Kalzium-Adrenalin-Gruppe praktisch auf alle Meßgrößen im negativen Sinne aus. Aus pathophysiologischer Sicht ist dies allerdings nicht verwunderlich, da die Gefahren der Kalziumakkumulation schon seit längerem bekannt sind.

7.4.3 Zelluläre Kalziumakkumulation als pathogenetisches Prinzip

Katecholamininduzierte Kalziumüberladung

Seit den Untersuchungen von Fleckenstein 1968 (Übersicht bei [86, 87a]) gilt die intrazelluläre *Kalziumüberladung* als anerkanntes pathophysiologisches Prinzip bei der Entstehung von
Myokardnekrosen. So konnte Fleckenstein an Ratten nachweisen, daß Myokardnekrosen
nach hohen Dosen von β-adrenergen Katecholaminen — speziell Isoprenalin — infolge einer
deletären Überladung der Myokardfasern mit Kalziumionen zustande kommen [84, 84a]. Kalzium ist an der Entstehung dieser Nekrosen ursächlich beteiligt und strömt nicht erst *nach*
der Entstehung von Nekrosen in die Zelle ein, wie bisher vermutet wurde [185].

Myokardnekrosen wurden sowohl nach hohen Dosen von Adrenalin [247] als auch nach
Isoprenalin [261] und Orciprenalin [35] gefunden. Als Ursache der Nekrosen mit Isoprenalin
und Orciprenalin sehen die Autoren nicht eine direkte toxische Einwirkung des Isoprenalins
auf den Herzmuskel, sondern die kardiovaskulären Effekte der Substanzen an: Als Folge
starker Stimulierung der Herztätigkeit bei gleichzeitig abfallendem Blutdruck soll es zu einem
relativen O_2-Mangel des Myokards kommen. Wie unter 7.3.3 ausgeführt, geben diese Befunde
klare Hinweise für den Mechanismus der fehlenden Wirksamkeit von Orciprenalin in der
Reanimation und der während der Reanimation erhöhten CPK-Aktivität.

Ischämie und Hypoxie

Das pathogenetische Prinzip der intrazellulären Kalziumüberladung mit seinen schweren Kon-
sequenzen für die Mitochondrienfunktion und Mitochondrienstruktur spielt offenbar auch
eine große Rolle bei myokardialer Ischämie und Hypoxie. Durch die hypoxisch und ischä-
misch geschädigte Myokardfasermembran strömt vermehrt Kalzium in die Zelle ein [59, 128,
256]. Die myokardiale Kalziumüberladung hat einen verstärkten Abbau energiereicher Phosphate sowie eine Mitochondrienschädigung mit konsekutiver Hemmung der ATP-Synthese
zur Folge [86]. Diese Vorgänge müssen schließlich zu Nekrosen und myokardialem Zelltod
führen [99, 154, 218].

Kalziumkontraktur

Die Experimente an isolierten Meerschweinchenherzen zeigen (s. S. 43), daß eine *hohe
extrazelluläre Kalziumkonzentration* zur Ausbildung einer Myokardkontraktur führen kann.
Dieses Phänomen ist gekennzeichnet durch ein plötzliches Sistieren der ventrikulären Kon-
traktionen bei gleichzeitigem Anstieg des diastolischen Ventrikeldrucks. Die koronare Perfusion sinkt auf Null ab und das Herz bleibt schließlich in endsystolischer Stellung stehen.

Wie experimentell mehrfach gezeigt werden konnte, wird die *intrazelluläre Kalziumakkumulation in der Reperfusionsphase nach Ischämie oder Hypoxie* noch erheblich verstärkt [130, 135, 154, 162, 181, 219, 234].

Seit der Einführung des extrakorporalen Kreislaufs in die Herzchirurgie wurde v. a. von
Cooley [54] über eine Reihe von Fällen eines sog. „stone heart" berichtet. Diese irreversible
Myokardkontraktur trat hauptsächlich infolge der Reperfusion nach kardiopulmonalem
Bypass bei hypertrophierten Herzen auf sowie in Fällen, bei denen postoperativ eine Reani-
mation notwendig wurde. Die histologisch nachgewiesenen extremen Sarkomerverkürzungen
und Kontraktionsbanden führten zu der Vermutung, daß die Verarmung an energiereichen
Phosphaten und gleichzeitig die Akkumulation von Kalzium an dem Zustandekommen der
Kontraktur ursächlich beteiligt sind [159]. Über die Entwicklung einer Myokardkontraktur
in der Reanimation ist bisher nicht berichtet worden. Unsere Ergebnisse zeigen aber, daß

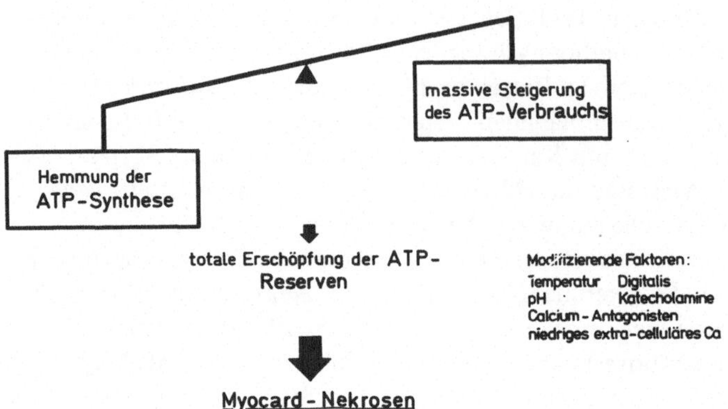

Abb. 54. Die myokardiale Kalziumüberladung führt zu einem Ungleichgewicht zwischen ATP-Angebot und ATP-Verbrauch

auch die Phase der Wiederherstellung der spontanen Pumpfunktion des Herzens in der Reanimation als eine Reperfusionsphase mit der möglichen Gefahr des Auftretens einer Kontraktur angesehen werden kann. Henry [135] hält das Auftreten von undissoziierten Aktin-ATP-Myosin-Komplexen für den ursächlichen Mechanismus der Kontraktur. Für die Spaltung dieser Brücken ist ATP notwendig. Die Kalziumüberladung spielt infolge exzessiver Aktivierung der Myofibrillen-ATP-ase bei der Entstehung der Myokardkontraktur eine entscheidende Rolle [84a, 87a]. Gleichzeitig verlieren die Mitochondrien bei Kalziumüberladung die Fähigkeit zur oxydativen Phosphorylierung [84a, 234, 239]. Durch massive Steigerung des ATP-Verbrauchs bei gleichzeitiger Hemmung der ATP-Synthese führt die Kalziumakkumulation der Myokardfasern zu einer totalen Erschöpfung der ATP-Reserven und schließlich zu Zellnekrosen (Abb. 54).

Die zusätzliche Gabe von Kalzium in der Reanimation wird die Adrenalineffekte in der Reperfusionsphase so sehr verstärken, daß es zu einem übermäßigen Einstrom von Kalziumionen über die hypoxisch geschädigte Zellmembran kommt.

Kalziumparadox und Sauerstoffparadox
Auch das Phänomen des „Kalziumparadox" belegt, daß eine rasche Erhöhung der Kalziumkonzentration das Myokard schädigen kann. Mit dem Begriff des „Ca++-Paradox" wurde die Entwicklung von myokardialen Kontrakturen sowie Zellschäden erfaßt, die nach Perfusion des Herzens mit kalziumarmen oder kalziumfreien Lösungen und Reperfusion mit physiologischen Kalziumlösungen auftraten [341].

Mechanismus der Kalziumüberladung
Die aufgezeigten verstärkten negativen Auswirkungen durch Reoxygenierung nach Hypoxie, Reperfusion nach Ischämie, Reperfusion mit Kalzium nach Ca++-Mangel (Kalziumparadox) und Perfusion des Myokards mit hohen Kalziumkonzentrationen lassen sich offenbar alle auf

ein gemeinsames pathophysiologisches Grundprinzip zurückführen: die *myokardiale Kalzium-überladung* [87a].

Von einigen Autoren wurde die intrazelluläre Kalziumüberladung bei myokardialen Schäden spektrophotometrisch [234, 239] bzw. durch markiertes mitochondriales Ca^{++} [135] direkt nachgewiesen. Jennings [154] hat nach Reperfusion nach Ischämie und Lakatta [181] nach Reoxygenierung bei Hypoxie eine erhöhte myokardiale Aktivität von $^{47}Ca^{++}$ gemessen. Bei der Entstehung der deletären Auswirkungen sind folgende Einzelschritte vorstellbar:

1) Schädigung der Zellmembran. Der hohe Konzentrationsgradient extrazellulär/intrazellulär von Kalzium wird durch die Zellmembran und durch energieabhängige Pumpsysteme aufrechterhalten [162]. Eine hypoxische oder ischämische Schädigung der Zellmembran der Myokardzelle, aber auch der Myofibrillen von Gefäßmuskulatur, führt zu einem erhöhten Kalziumeinstrom gemäß dem Konzentrationsgradienten [59, 128, 155, 256, 306].

2) Ein unkontrollierter Anstieg von zytosolischem Kalzium aktiviert eine Reihe von Energie verbrauchenden Reaktionen, v. a. solche der kontraktilen Proteine und der Mitochondrien [84a, 85].

Der resultierende ATP-Mangel ist für einen weiteren Einstrom von Kalzium verantwortlich, da die „Kalziumpumpe" der Zellmembran energieabhängig ist [62, 162, 180, 256].

3) Eine weitere massive Kalziumerhöhung in allen Kompartimenten der Zelle ist die Folge [155]. In den Mitochondrien behindert Ca^{++}-Überladung die oxydative Phosphorylierung [33, 87, 221].

4) Reperfusion führt zu einer explosionsartigen Zerstörung der myokardialen Mitochondrien und Myofibrillen [87a, 154]. Die Auffassung, daß Ansäuerung des Zytoplasmas die Zellschäden in Gang bringt [116], ist unwahrscheinlich. Nach Fleckenstein [87a] ist in Übereinstimmung mit den vorliegenden Befunden eher anzunehmen, daß durch den „wash-out effect" bei Reperfusion die Schutzwirkung der intrazellulären Azidose aufgehoben wird (s. S. 75).

Letzten Endes führt die massive Kalziumüberladung zusammengefaßt zu einem Circulus vitiosus, der in ein Ungleichgewicht zwischen ATP-Angebot und ATP-Verbrauch einmündet. So lange die Energiebilanz nicht verbessert werden kann, ist dieser deletäre Kreislauf nicht zu unterbrechen; reparative Vorgänge an der Zelle sind nicht möglich. Es resultiert daraus der irreversible Zelltod [86].

Faktoren, die die zelluläre Kalziumakkumulation beeinflussen
Auf diesem Hintergrund sind Mechanismen, die diesen durch Kalziumakkumulation ausgelösten Circulus vitiosus unterbrechen können, von erheblicher praktischer Bedeutung. Aus unseren Versuchen sowie den Angaben in der Literatur ergeben sich folgende Möglichkeiten:

1) pH-Veränderungen
Mögliche Einwirkungen von Azidose auf die intrazelluläre Kalziumverfügbarkeit wurde bereits unter 7.2.3 dargelegt. Die Ergebnisse am isolierten Herzen zeigten (s. S. 43), daß eine extrazelluläre Azidose die Ausbildung einer Kalziumkontraktur bei hohen Kalziumkonzentrationen zu verhindern vermag. Umgekehrt führte eine Alkalose bei niedrigerer extrazellulärer Kalziumkonzentration zur Ausbildung eines „stone heart". Auch bei normalen

extrazellulären Kalziumkonzentrationen kam es in unseren Reanimationsversuchen nach überkompensierendem Azidoseausgleich und metabolischer Alkalose auch ohne Zugabe von Extrakalzium zur Entwicklung von Kontrakturen (s. S. 32). Die Kombination von Alkalose und Extrakalzium wirkte additiv (s. S. 43). In diesem Lichte erscheint die kombinierte Gabe von hohen $NaHCO_3$-Dosen und $CaCl_2$ in der Reanimation, wie sie heute in vielen Lehrbüchern noch empfohlen wird, besonders verhängnisvoll [70].

2) Extrazelluläres Kalziumangebot

Mehrere experimentelle Studien haben gezeigt, daß die durch Kalziumakkumulation verursachten Zellschäden sowie das Auftreten der Kontraktur nach Ischämie, Hypoxie oder beim Kalziumparadox durch niedriges extrazelluläres Kalzium zu mildern oder verhindern waren [115, 129, 153, 156, 159, 220]. Es ist deshalb nicht verwunderlich, daß die Applikation von zusätzlichem Kalzium nach anoxischem Herzstillstand in unseren Versuchen in einem Fall zur Kalziumkontraktur führte.

3) β-adrenerge Katecholamine

Diese erhöhen den transmembranären Kalziuminflux durch den „langsamen Kalziumkanal" und treiben somit die kalziumabhängige ATP-Spaltung und gleichzeitig auch den O_2-Bedarf in die Höhe [86]. Die myokardialen ATP-Reserven werden dadurch gesenkt. Theoretisch könnten somit β-Blocker das ischämische Herz schützen, indem sie den katecholaminaktivierten Influx von Kalzium reduzieren. Jedoch inhibieren β-Blocker auch die Ankurbelung des anaeroben Metabolismus durch die Katecholamine. Aus diesem Grund sind β-Blocker nicht die geeigneten Substanzen, um in der Klinik den Zelltod des ischämischen Herzens zu verhindern [162].

4) Digitalisglykoside

Da diese indirekt die Kalziumverfügbarkeit des Zytoplasmas erhöhen, ist es nicht verwunderlich, daß Digitalisierung die Ausbildung einer Myokardkontraktur beschleunigte [115]. Nach Taubert [299] verursachte die Reoxygenierung im hypoxischen digitalisierten Myokard eine verstärkte Kalziumbindung, die den Kalziumeinstrom in die Zelle zusätzlich erhöhte und eine vermehrte ATP-Freisetzung in Gang brachte. Zusätzliche Kalziumapplikation verschlechterte hierbei die Kontraktilität in der Reoxygenierungsphase nach Hypoxie. Demnach können die Auswirkungen von Kalziuminjektionen bei digitalisierten Patienten besonders gefährlich sein, wenn die Digitalismedikation nicht bekannt ist. In einer retrospektiven Studie von Dembo [58] über 50 Patienten, denen während der Reanimation Kalzium gespritzt wurde, überlebte keiner der 11 digitalisierten Patienten.

5) Hypothermie

Hypothermie konnte die myokardiale Schädigung beim Kalziumparadox [13] sowie die Ausbildung der ischämischen Kontraktur [115, 159] mildern bzw. verzögern. Dieser protektive Effekt dürfte auf einer Verminderung des ATP-Verbrauchs beruhen.

6) Kalziumantagonisten

Kalziumantagonisten verhindern den Kalziumeintritt durch den langsamen Kalziumkanal [87a, 224, 229, 287]. Diese Pharmaka haben keine β-blockierende Aktivität und sie inhibieren deshalb die anaerobe ATP-Produktion nicht [87]. Einige Autoren konnten zeigen, daß Kalziumantagonisten der Gruppe A nach Fleckenstein das Herz beim Modell des Kalziumparadox [13] sowie der postischämischen [42, 51, 125, 156, 223, 258] und posthypoxischen [29, 223] Kontraktur zumindest teilweise schützen können. Darüber hinaus sind positive Wirkungen von Kalziumantagonisten in der Reperfusionsphase nach kardiopulmonalem Bypass beschrieben worden [15, 51, 190, 191, 264, 307, 314].

7.4.4 Unerwünschte Wirkungen von Adrenalin in der Reanimation

Unter 7.3.3 wurde ausgeführt, daß die erfolgreiche Reanimation mittels Adrenalin auf der peripheren Vasokontriktion (α-mimetische Wirkungskomponente) sowie auf der Stimulation von Automatie und Kraftentwicklung des Herzens beruht (β-mimetische Wirkungskomponente). Diese Effekte werden letztlich durch eine Erhöhung des transmembranären Kalziumeinwärtsstroms vermittelt [113, 161]. Die Verstärkung des während der „Reperfusionsphase" ohnehin schon erhöhten Kalziumeinstroms führt zu unerwünschten Überschußeffekten nach Wiedereinsetzen der spontanen Zirkulation: Flimmerneigung, Blutdruck, Kontraktilität (dp/dt_{max}) und Nachlast des Herzens werden erhöht, der renale Blutfluß wird dagegen vermindert. Außerdem kann β-Stimulation die myokardialen Schäden bei Ischämie oder Hypoxie und Reperfusion verstärken.

7.4.5 Kalziumantagonisten in der Reanimation

Grundlagen
Hieraus ergeben sich die rationalen Grundlagen für das Konzept der Anwendung von Kalziumantagonisten in der Reanimation:

1) Verminderung der Flimmerneigung
Bei myokardialer Ischämie wird die Flimmerneigung durch Kalziumantagonisten vermindert [39, 53, 88]. Dagegen konnte Verapamil die Schwelle für strominduziertes Flimmern bei gesunden Hunden nicht erhöhen [151]. Seit langem ist freilich bekannt, daß erhöhte extrazelluläre Kalziumkonzentrationen Arrhythmien auslösen können [45, 266]. Kalziumapplikation wird in der pharmakologischen Forschung zur Auslösung von Modellarrhythmien angewandt [280]. Der *Mechanismus*, über den Kalzium seine arrhythmogene Wirkung ausübt [52], ist komplex und nicht völlig aufgeklärt. Direkte kardiale Faktoren sind offenbar beteiligt, wie unsere Untersuchungen an isolierten Herzen zeigen. Auch Grumbach [120] fand ventrikuläres Flimmern am isolierten Herzen bei erhöhtem Kalzium. Die von uns in Übereinstimmung mit Baumelt [19] gefundene Herabsetzung der Flimmerschwelle von isolierten Herzen in Alkalose und die zusätzliche Flimmerschwellenerniedrigung durch hohes extrazelluläres Kalzium (s. S. 44) lassen sich nach elektrophysiologischen Befunden deuten. Bei Hyperkalzämie und Alkalose wurde eine Verkürzung des Aktionspotentials im Arbeitsmyokard des Herzens gefunden [161]. Dagegen wird der Zeitablauf des Aktionspotentials in den Purkinje-Fasern durch Kalziumeinfluß wenig geändert. Die resultierende „Inhomogenität" wird von Antoni [12] als Hauptlöser von Flimmern angesehen. Die elektrophysiologische Basis der antiarrhythmischen Wirkung von Kalziumantagonisten beruht auf der Hemmung ektopischer Schrittmacher. Darüber hinaus sind Ca^{++}-Antagonisten auch zur Unterbrechung von kreisenden Erregungen (Re-entry) befähigt [87].

2) Wirkungen auf die Hämodynamik

Alle Kalziumantagonisten der Gruppe A besitzen eine vasodilatierende Wirkung, die bei wesentlich niedrigeren Dosen auftritt als die elektromechanische Entkoppelung am Myokard [87].

Der Relaxationseffekt manifestiert sich an den peripheren Widerstandsgefäßen, woraus eine antihypertensive Wirkung resultiert [30, 318]. Die *Senkung des Afterload* kann das Herz indirekt entlasten und wird z. B. bei der hypertonen Krise klinisch ausgenutzt [188].

Die *negativ inotrope* und periphere vasodilatierende Wirkung ist bei den verschiedenen Kalziumantagonisten unterschiedlich stark ausgeprägt [137, 229, 296, 340].

Da Diltiazem in situ keine ausgeprägte negativ inotrope Wirkung aufweist [137], die vasodilatierende Wirkung aber relativ stark vorhanden ist, schien dieses Pharmakon für die Belange der Reanimation besonders geeignet zu sein. Diltiazem hat ferner den Vorteil, sowohl im Tierversuch [30, 318] als auch bei Patienten [30, 169] keine Tachykardien zu erzeugen, sondern die Frequenz eher zu senken. Es wurde außerdem nachgewiesen, daß Kalziumantagonisten die *renale Perfusion* steigern [169]. Die vorliegende Studie bestätigt die hämodynamischen Wirkungen von Diltiazem unter Steady-state-Bedingungen in der Erholungsphase nach anoxischem Herz-Kreislauf-Stillstand.

Der *linksventrikuläre enddiastolische Druck (LVEDP)* zeigte in unseren Untersuchungen keine gerichtete Änderung, was auch mit Nifedipin in der Kardioplegie gefunden wurde [307]. Die linksventrikuläre Füllung wird demnach durch Diltiazem und andere Ca^{++}-Antagonisten nicht vermindert.

3) Verbesserung der koronaren Durchblutung

Die vorliegenden Ergebnisse zeigen eine Verbessung der myokardialen Durchblutung bei gesunden Koronarien nach anoxischem Herzstillstand und Diltiazemapplikation in der Reperfusionsphase (s. S. 63). Die vasodilatierenden Effekte von Diltiazem an Koronarien sind gut dokumentiert [263, 334].

Eine Erhöhung der O_2-Zufuhr zum ischämischen Myokard durch Steigerung des koronaren Flusses wurde nach Applikation der Kalziumantagonisten Nifedipin [51, 136, 267], Verapamil [318] und Diltiazem [96, 206, 208, 318] beschrieben. Bei Koronarstenose war die Kollateraldurchblutung nach Verapamil [269] und Diltiazem [206, 216] erhöht. Dabei wurde kein Coronary-steal-Phänomen der koronaren Durchblutung mit Diltiazem gefunden [30, 156, 206, 318].

Eine antithrombotische Wirkung von Diltiazem ist nicht gesichert [268].

Zellschäden

Kalziumantagonisten konnten experimentell sowohl die Ausdehnung als auch das Ausmaß ischämischer Zellschäden verhindern [255, 275, 339]. Auch bei bereits eingetretenen hypoxischen oder ischämischen Myokardschäden waren Kalziumantagonisten in der Lage, vor weiterer Schädigung zu schützen [136, 206, 208, 240, 320]. Dies läßt sich dadurch erklären, daß Reperfusion nach Ischämie oder Reoxygenierung nach Hypoxie zelluläre Schäden explosionsartig vermehren [130, 135], und zwar sofort nach Reperfusion [155]. Dementsprechend konnte Mori [208] zeigen, daß sich mit Diltiazem, 5 min nach Reperfusion der für 2 h okkludierten linken Koronararterie (LAD) appliziert, die myokardiale Perfusion der ischämischen Randzone wirksam verbessern ließ.

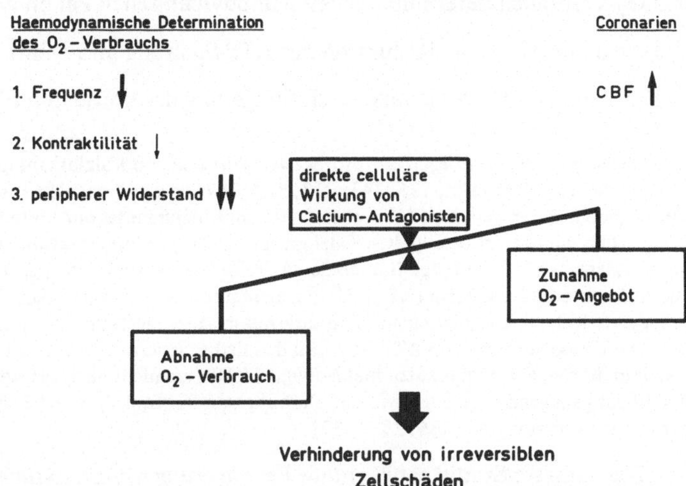

Abb. 55. Mechanismen der Myokardprotektion durch Kalziumantagonisten in der Reanimation

Wurde Diltiazem erst nach 60 min gegeben, war eine Verbesserung nicht mehr möglich. Dies unterstreicht, daß Kalziumantagonisten wie Diltiazem möglichst sofort in der Reperfusionsphase bei Reanimation verabreicht werden sollten.

Als Zeichen der Zellschädigung waren nach 2 h Erholungsphase die CPK-Werte in allen von uns untersuchten Gruppen signifikant erhöht gegenüber den Ausgangswerten. Am höchsten war dieser Anstieg in der Kalziumgruppe und signifikant höher als in der Adrenalin- und der Diltiazemgruppe. Da die Reanimationszeit in allen Gruppen etwa gleich lang war, kann eine stärkere mechanische Schädigung durch Herzmassage nicht die Ursache für die höhere CPK-Aktivität im Serum der Kalziumgruppe sein (s. S. 64). Dies wird durch die elektronenmikroskopischen Befunde bestätigt (S. 65ff).

Während sich in der vorliegenden Untersuchung kein signifikanter Unterschied der CPK-Aktivität zwischen der Gruppe mit alleiniger Adrenalinanwendung und der Zusatzapplikation von Diltiazem fand, konnten andere Untersucher bei Hypoxie [223] sowie globaler und regionaler Ischämie [51, 267, 320] eine signifikante Verminderung der CPK-Konzentration im Serum von Blut aus dem Sinus coronarius nachweisen.

Die dargestellten *Untersuchungen mit* $^{47}Ca^{++}$ (s. S. 64) erbrachten den direkten Nachweis, daß Diltiazem den myokardialen Kalziumeinstrom in der Reperfusionsphase nach Herz-Kreislauf-Stillstand zu vermindern vermag.

Somit bestätigen die vorliegenden Ergebnisse die Arbeitshypothese, daß die positiven Wirkungen von Kalziumantagonisten, die nach Reperfusion von globaler Hypoxie und globaler sowie regionaler Ischämie bei anderen pathophysiologischen Zuständen und mit anderen Methoden gefunden wurden, auch für die Reanimation nach Herzstillstand gelten.

Drei *mögliche Mechanismen der Myokardprotektion* durch den Kalziumantagonisten Diltiazem in der Reanimation sind vorstellbar (vgl. Abb. 55):

1) Schutz des Myokards durch indirekte Reduktion des O_2-Verbrauchs: Verminderung der den O_2-Verbrauch determinierenden hämodynamischen Parameter.

2) Direkte myokardiale Reduktion der ATP-Spaltung und damit des O_2-Bedarfs.

3) Erhöhung des O_2-Angebots durch Steigerung des koronaren Flusses.

Die *zellulären Grundlagen* der protektiven Wirkung von Kalziumantagonisten auf das ischämische und hypoxische Herz [125, 136, 141, 213, 223, 287] zeigen Parallelen zur H^+-Wirkung (s. S. 76): Durch Interaktion mit der Zelloberfläche vermindert ein Kalziumantagonist den langsamen Kalziumeinstrom. Damit steht weniger intrazelluläres Kalzium für die Troponininteraktion zur Verfügung [102]. Die Inotropie des Herzens [114] und damit auch der ATP-Verbrauch sind herabgesetzt [86]. Genügend ATP bleibt zur Aufrechterhaltung der intrazellulären Kalziumhomöostase verfügbar. Die vom zytosolischen Kalzium getriggerte Kalziumfreisetzung aus dem sarkoplasmatischen Retikulum unterbleibt [32, 72].

Die Utilisationsrate von ATP ist zusätzlich dadurch vermindert, daß bei niedrigem zytosolischem Kalzium die verschiedenen kalziumabhängigen ATP-asen nicht aktiviert werden [86]. Unter diesen Umständen bleibt genügend ATP zur Aufrechterhaltung von Zellfunktion und Struktur sowie für reparative Vorgänge zur Verfügung [42, 136, 297, 339].

Die in dieser Studie beobachtete *Verringerung ultrastruktureller Schäden* der Kardiomyozyten nach Reanimation unter Anwendung von Diltiazem deckt sich mit Befunden unter kardioplegischen Maßnahmen mit Nifedipine an Hunden und an Menschen [257, 283].

Die *Gefäßwirkungen* von Diltiazem und anderen Kalziumantagonisten der Gruppe A beruhen ebenfalls auf einer verminderten Kalziumaufnahme der glatten Gefäßmuskulatur [82, 87a, 121a, 340].

Das Wirkprofil von Diltiazem [87], das die koronare Perfusion trotz vermindertem peripherem Widerstand (erniedrigter diastolischer Aortendruck) erhöht, läßt die Verwendung dieses Pharmakons in der Reanimation von Patienten mit koronarer Herzerkrankung als besonders günstig erscheinen.

7.4.6 Aspekte der zerebralen Protektion

Safar [262] hat den Begriff der kardio-pulmo-zerebralen Reanimation eingeführt, um auf die Bedeutung hirnprotektiver Maßnahmen bei der Wiederbelebung hinzuweisen. Bereits 4–8 min nach einem kompletten Kreislaufstillstand ist mit irreversiblen Hirnschäden zu rechnen, die bei 50% der Patienten, die die Klinik nach einer Reanimation lebend erreichen, während der Intensivtherapie zum Tode führen [212].

In den vergangenen Jahren mehrten sich Hinweise dafür, daß 5 min Herzstillstand nicht mehr „als eine Zeit jenseits jeglicher Hoffnung auf die Wiederherstellung einer normalen Hirnfunktion" anzusehen ist [97, 262]. Erhöhter Hirndruck und Mikrothromben in den Gehirngefäßen scheinen keinen wesentlichen Einfluß auf die postanoxischen Zirkulationsstörungen des Gehirns zu haben [97]. Der subdural gemessene Hirndruck war (bei Affen [225]) nach Reperfusion nach Anoxie ebenso nur kurzfristig leicht erhöht wie in der vorliegenden Studie der Druck im Confluens sinuum. Auch die Werte des zerebralen Perfusionsdrucks nach ischämischer Hirnschädigung in der Arbeit von Gadzinski [97] zeigen, daß die verminderte zerebrale Durchblutung nicht hauptsächlich auf einem erhöhten intrazerebralen Druck beruht.

Als Hauptkomponente der Hirnschädigung nach Herz-Kreislauf-Stillstand gilt die verminderte Reperfusion des Gehirns [262]. Dabei wird die Erhöhung des zerebrovaskulären

Widerstands als wesentlicher auslösender Faktor für die zunehmende neuronale Zerstörung angesehen [97]. Das „No-Reflow-Phänomen" läßt sich durch induzierte Hypertension zu Beginn der Reperfusionsphase verhindern oder verbessern (Reflow-Promotion [262]). Diese für die Reanimation des Gehirns notwendige „Reflow-Promotion" wird durch die Applikation von Adrenalin in der Reanimation erreicht. Orciprenalin dagegen vermindert die zerebrale Durchblutung unter Herzmassage (inkomplette Ischämie) und verbietet sich deshalb in der Reanimation [147].

Die zerebrale postischämische Hypoperfusion ist ein relativ spätes (Eintritt nach Stunden) und progredientes Ereignis nach HKST. Hauptursache ist wahrscheinlich ein erhöhter Kalziumeinstrom in die Myozyten der glatten Gefäßmuskulatur in der Reperfusionsphase [310, 316].

Die von einigen Autoren gefundenen zerebroprotektiven Effekte von Barbituraten [27, 262] lassen sich wahrscheinlich zumindest zum Teil durch kalziumantagonistische Wirkungsmechanismen erklären [5, 270a, 324a]. Die Barbituratapplikation hat den großen Nachteil, daß die hohen Dosen, die für die angenommenen protektiven Effekte notwendig sind, die Kreislauffunktion erheblich beeinträchtigen können [205, 262]. Neuere experimentelle Studien zur Überprüfung der früheren positiven Befunde mit Barbituraten konnten die beschriebenen protektiven Effekte nicht bestätigen [205, 304]. Auch eine multizentrische prospektive klinische Studie konnte keine zerebroprotektiven Wirkungen von Barbituraten in der Reanimation nachweisen [262a].

Die intrazelluläre Kalziumakkumulation gilt nicht nur im Myokard, sondern auch im Gehirn als die Hauptursache für die irreversiblen zellulären Schäden nach Ischämie (Übersichten: [87a, 270a, 324a]). Demnach müßten diese irreversiblen Schäden eher durch spezifische Kalziumantagonisten zu verhindern sein als durch unspezifische Antagonisten wie die Barbiturate.

Spezifische vasodilatierende Effekte von Kalziumantagonisten auf zerebrale Gefäße wurden mehrfach in Konzentrationen nachgewiesen, die nur geringfügig negativ inotrop wirksam sind [24, 95, 211].

Die angeführten Mechanismen sprechen für mögliche zerebroprotektive Wirkungen von Kalziumantagonisten und ließen die experimentelle Überprüfung unter Reanimationsbedingungen als sinnvoll erscheinen. Nach Reanimation heben Kalziumantagonisten wahrscheinlich den Vasospasmus in der Hypoperfusionsphase des Gehirns auf und vermindern so den zerebrovaskulären Widerstand. Dadurch wird, wie unsere Untersuchungen zeigen, die zerebrale Durchblutung gesteigert (s. Abb. 42). Etwa gleichzeitig wurden diese Befunde von White [324] mit dem Kalziumantagonisten Flunarizin bestätigt. Neuerdings konnten Steen et al. [289a] zeigen, daß die erhöhte zerebrale Durchblutung mit dem Kalziumantagonisten Nimodipin in der Hypoperfusionsphase bei Hunden verbunden war mit einem signifikant verbesserten neurologischen „outcome" nach Reanimation.

7.4.7 Kalziumantagonisten in der Reanimation — ein neuer therapeutischer Ansatzpunkt

Kalziumantagonisten der Gruppe A [87] vereinigen offenbar kardiale und zerebrale protektive Effekte, die auch in der Reanimation nach Herz-Kreislauf-Stillstand wirksam sind. Wenn sich die Kombination dieser Wirkungen in der klinischen Anwendung bestätigen läßt, bedeutet dies einen erheblichen Fortschritt der Pharmakotherapie in der Reanimation.

8 Zusammenfassung und Schlußfolgerungen

1) *Ziel* der vorliegenden Arbeit war

a) die Überprüfung der bisher in der Reanimation empfohlenen *Pharmakotherapie* (Azidosepufferung, Sympathomimetika, Kalzium), die mehr auf theoretischen Überlegungen und
empirischen kasuistischen Untersuchungen beruht, als auf systematischen experimentellen
Grundlagen;

b) der Nachweis der *Arbeitshypothese*, daß die positiven Wirkungen von *Kalziumantagonisten*
bei Reperfusion nach Ischämie vitaler Organe auch für die Reanimation nach Herzstillstand
gelten.

2) Entsprechend der Zielsetzung wurden die *Auswirkungen* von

a) Azidosepufferung mit $NaHCO_3$,
b) Sympathomimetika (Orciprenalin, Adrenalin und Norfenefrin),
c) Kalzium und
d) Kalziumantagonismus (Diltiazem) als neues therapeutisches Prinzip

in der Reanimation einschließlich der Erholungsphase (2–4 h) untersucht und miteinander
verglichen.

Als Modell diente der asphyktische Herzstillstand an 102 mischrassigen Hunden, wobei
die Reanimationsmaßnahmen entsprechend gültiger Richtlinien unter praxisnahen Bedingungen durchgeführt wurden.

3) Ziel der Reanimation ist die Wiederherstellung *aller* vitaler Funktionen. Deshalb wurden
in der vorliegenden Studie Funktionswerte von Herz, Gehirn, Niere und Lunge gemessen und
hämodynamische, metabolische und morphologische Parameter berücksichtigt.

4) Zur *Aufklärung pathophysiologischer Zusammenhänge* dienten Untersuchungen der Wirkungen von pH-Veränderungen allein und in Kombination mit den positiv inotropen Substanzen Orciprenalin, Adrenalin und Kalzium auf Kontraktilität und Flimmerschwelle von
isolierten Meerschweinchenherzen.

5) Die erzielten *Ergebnisse* für die Praxis der Reanimation sind folgende:

a) Ein sofortiger *Azidoseausgleich* war bei der Reanimation mit Adrenalin zur Erlangung
einer spontanen Zirkulation nicht notwendig. Nach einem $NaHCO_3$-Bolus während der Herzmassage war die erforderliche Adrenalindosis und die Reanimationszeit signifikant geringer.
Eine *Überkompensation* der Azidose in den *alkalischen Bereich* führte in der Regel zum Mißerfolg der Reanimationsmaßnahmen. Irreversibles Flimmern und Myokardkontrakturen
traten auf.

b) An *isolierten Meerschweinchenherzen* war die *Dosis-Wirkungs-Kurve* in *Azidose* zu signifikant höheren und in *Alkalose* zu niedrigeren Dosen von Adrenalin und Orciprenalin verschoben. Während Acidose (pH = 6,91) am isolierten Herzen vor der Kalziumkontraktur schützte, trat diese in Alkalose (pH = 7,71) bereits bei niedrigen Kalziumkonzentrationen auf.

Die *Flimmerschwelle* des isolierten Herzens war in Azidose erhöht, dagegen in Alkalose erniedrigt und wurde durch Ca^{++} → Adrenalin → Orciprenalin weitergesenkt.

c) Durch mechanische Reanimationsmaßnahmen ohne Sympathomimetikum konnte bei keinem von 8 Tieren, mit Orciprenalin nur bei 2 von 8, mit Norfenefrin bei 5 von 8, jedoch mit Adrenalin bei 11 von 11 Hunden ein Spontankreislauf wiederhergestellt werden ($p < 0,001$).

Während die *Flimmerhäufigkeit* zwischen den Substanzgruppen keinen Unterschied aufwies, war der signifikant bessere Defibrillationserfolg nach Adrenalin ($p < 0,001$) — im Vergleich zu Orciprenalin oder Norfenefrin — für die 100%-Reanimationsrate nach Adrenalin mitentscheidend.

Die Überlegenheit von *Adrenalin* war zurückzuführen auf die kombinierten α- und β-mimetischen Wirkungskomponenten. Damit wurde ein ausreichender koronarer Perfusionsdruck, die Wiederherstellung der Automatie und eine suffiziente Pumpfunktion während interner Herzmassage und nach Wiedereinsetzen der spontanen Zirkulation garantiert.

Der Abfall des diastolischen Aortendrucks nach *Orciprenalin* führte zu einer koronaren Minderdurchblutung und exzessivem Anstieg der Serum-CPK.

Blutdruck, Kontraktilität und Organperfusion waren nach erfolgreicher Reanimation nur kurzfristig besser mit Norfenefrin als mit Adrenalin. Nach 30—60 min nahm nach Norfenefrininjektion die Funktion des vorgeschädigten Myokards ab.

d) Die *Reanimationsrate* war nach Kalziumapplikation signifikant niedriger ($p < 0,05$) als nach Adrenalin oder Adrenalin und Diltiazem.

Ursachen hierfür waren irreversibles Flimmern und Auftreten einer Kalziumkontraktur.

e) Kalzium und der Kalziumantagonist Diltiazem führten in der Erholungsphase zu spiegelbildlich entgegengesetzten Wirkungen: Die Werte der *hämodynamischen Parameter* (Herzfrequenz, Kontraktilitätsmaxima, Nachlast des Herzens), die den O_2-Verbrauch determinieren, waren durch Gabe von Kalzium erhöht, dagegen durch Diltiazem signifikant vermindert.

Diltiazem verbesserte das Verhältnis von O_2-*Angebot*/O_2-*Verbrauch* durch einen signifikanten Anstieg des koronaren Flusses und eine Verminderung des O_2-Verbrauchs. *Zellschäden* wurden durch Kalzium signifikant verstärkt, durch Diltiazem vermindert (CPK im Serum, ultrastrukturelle Schäden), entsprechend der geringen $^{47}Ca^{++}$-Akkumulation des Myokards nach Diltiazem.

Diltiazem verbesserte die Durchblutung der A. carotis communis und erhöhte die O_2-Aufnahme des Gehirns.

Klinische Empfehlungen zur Pharmakotherapie in der Reanimation

Als Schlußfolgerungen ergaben sich folgende *neue Empfehlungen zur Pharmakotherapie in der Reanimation* (Tabellen 9 und 10):

Zu den obligaten Medikamenten in der Phase der Wiederherstellung der spontanen Zirkulation gehören heute lediglich noch Adrenalin und Natriumhydrogenkarbonat ($NaHCO_3$).

Adrenalin ist das Medikament der Wahl in der Reanimation vor $NaHCO_3$. Die empfohlene Dosis von $NaHCO_3$ während der Reanimation beträgt 1 mmol/kg KG i.v., weitere $NaHCO_3$-Gaben sollen erst nach Analyse des Säure-Basen-Status erfolgen. Sympathomimetika mit überwiegender β-mimetischer Wirkungskomponente, wie z. B. Orciprenalin (Alupent) oder Isoprenalin (Aludrin), oder dominierender α-mimetischer Wirkungskomponente, z. B. Norfenefrin (Novadral) und Kalzium, sollten während Herzmassage in der Reanimation bei Herz-Kreislauf-Stillstand nicht mehr verabfolgt werden.

Die experimentell nachgewiesene Kombination von kardialer und zerebraler Protektion durch Kalziumantagonisten nach Kreislaufstillstand ist als neue therapeutische Möglichkeit vielversprechend. Die klinischen Anwendungsmöglichkeiten müssen jedoch weiter untersucht werden.

Tabelle 9. Adrenalin-Applikation in Reanimation

1. Erste Injektion ohne EKG-Diagnose (falls EKG nicht sofort verfügbar)
2. i.v.-Dosis 0,5—1 mg, Verdünnung unnötig
3. Repetition alle 3—5 min
4. Intratracheal (Tubus) alternativ zu i.v.-Injektion: 1 (—2) mg in 10 ml *Wasser* oder NaCl

Tabelle 10. Empfehlungen zum Azidoseausgleich

1. $NaHCO_3$ nach Adrenalin i.v.
2. Dosis: 1 m Val/kg KG (Infusion markieren!)
3. Repetition: frühestens nach 10 min: Hälfte der Anfangsdosis
4. Nicht mit Adrenalin in gleicher Infusion
5. Säure-Basen-Status so früh wie möglich

Anhang: Angewandte Geräte und Pharmaka

1. Piritramid: Dipidolor; Fa. Janssen, Düsseldorf
2. Diallylnortoxiferin: Alloferin; Fa. Hoffmann La Roche, Grenzach
3. Engström-Respirator ER 300; Fa. Engström, Schweden
4. Sterofundininfusionslösungen; Fa. Braun, Melsungen
5. Infusomat; Fa. Braun, Melsungen
6. Automatic Gas Check, AVL 940; Fa. AVL, Bad Homburg
7. Uras; Fa. Hartmann und Braun, Frankfurt
8. Oxicom; Fa. Dräger, Lübeck
9. Hämoreflektometer, IVH3; Fa. Schwarzer, München
10. Elektromagnetisches Blutflußmeßgerät, Narcomatic RT 500; Fa. Narco Bio-System, Inc., Houston, Texas
11. Oszilloskop; Fa. Hellige, Freiburg
12. Mikrotipkatheter, PC 350; Fa. Millar Instruments Inc., Houston, Texas
13. Hochfrequentes Zweikanaloszilloskop; Fa. Tektronix, USA
14. Swan-Ganz-Katheter, 93-110-5F; Fa. American Edwards Laboratories, Santa Ana, USA
15. Goodale-Lubin-Katheter, 7 F (bzw. 7 Ch.)
16. Herzzeitvolumenmessung mit Thermodilutionsmethode, System Hoyer, Bremen, Typ HMV 7905
17. Druckwandler: Statham-Element P 23 Db; Statham Transducer Inc., Puerto Rico
18. Hellige 19″ Elektromanometer; Fa. Hellige, Freiburg
19. 32-kB-Rechenanlage; Fa. Hellige, Freiburg
20. Hellige 19″ Herzfrequenzmonitor; Fa. Hellige, Freiburg
21. Hellige 19″ Elektromanometer mit Integrator; Fa. Hellige, Freiburg
22. HSE-Physiodifferentiator; Fa. H. Sachs, Hugstetten bei Freiburg
23. 10-Kanal-Direkt-pigmentschreiber (Hebelschnellschreiber); Fa. Hellige, Freiburg
24. 8-Kanal-Direktschreiber 481 (Tinten-Düsen-System); Fa. Brush, USA
25. Quecksilbereichmanometer nach Gauer; Fa. Hugo Sachs, Hugstetten bei Freiburg
26. Makrodex; Fa. Knoll, Ludwigshafen
27. Vollautomatischer Elektrolytanalysator AVL 980; Fa. AVL, Bad Homburg
28. HSE-Temperaturregler mit Anzeige; Fa. H. Sachs, Hugstetten bei Freiburg
29. Servocard DC-Defibrillator, SC 820; Fa. Hellige; Freiburg
30. Ca-Mg-Meter; Fa. Jookoo, Tokio, Japan
31. Enzymatischer CPK-Test; Fa. Boehringer, Mannheim
32. Hb: Cyanhämiglobinmethode
33. Glukose: Hexokinasemethode zur Bestimmung der Glukose mit Enteiweißung; Fa. Boehringer, Mannheim
34. Laktat: vollenzymatischer Test, Fa. Boehringer, Mannheim
35. Pyruvat: Testkombination (enzymatisch), Fa. Boehringer, Mannheim
36. Cholesterin: enzymatischer Farbtest (CHOD-PAP-Methode); Fa. Boehringer, Mannheim

37. Neutralfette: vollenzymatische Methode; Fa. Boehringer, Mannheim
38. Gesamteiweiß: Biuretmethode, Eppendorf-Photometer
39. Perfusor (mit 50-ml-Spritzen); Fa. Braun, Melsungen
40. Inulin: Inutest; Fa. Deutsche Levosan-Gesellschaft, Mannheim
41. PAH: Nephrotest; Fa. Casella
42. Natriumbicarbonat 8,4%; Fa. Delta-Pharma, Pfullingen
43. Adrenalin: Suprarenin; Fa. Hoechst, Frankfurt
44. Orciprenalin: Alupent; Fa. Boehringer, Ingelheim
45. $CaCl_2$ (Salvia); Fa. Boehringer, Mannheim
46. Norfenefrin: Novadral; Fa. Goedecke, Freiburg
47. Diltiazem: Dilzem; Fa. Goedecke, Freiburg
48. $^{47}Ca^{++}$; Fa. Amersham, Buchler
49. Penthotal-Na: Trapanal; Fa. Promonta, Hamburg
50. Beatmungspumpe nach Schuler; Fa. H. Sachs, Hugstetten bei Freiburg
51. gesteuerte Pumpe, Eigenbau
52. ABL-1, Blutgasanalyzer; Fa. ABL, Kopenhagen
53. Flammenphotometer für Kalziumbestimmung; Fa. Eppendorf, Hamburg
54. Tropfenzähler mit Lichtschranke, Fa. Braun, Melsungen
55. HSE EKA-Puls, Fa. H. Sachs, Hugstetten bei Freiburg
56. Reizgerät (Sonderanfertigung), Fa. Tönnies, Freiburg
57. 6-Kanal-Kompensationsschreiber, Multi-Pen-Recorder, Fa. H. Sachs, Hugstetten bei Freiburg

Literatur

1. Adebahr G (1966) Histologische Befunde am Herzmuskel bei Wiederbelebungsversuchen. Dtsch Z Ges Gerichtl Med 57:205–211
2. Ahnefeld FW, Dölp R (1972) Maßnahmen zur kardiopulmonalen Wiederbelebung. Dtsch Med Wochenschr 97:1008–1010
3. Ahnefeld FW (1977) Reanimation. In: Benzer H, Frey R, Hugin W, Mayrhofer D (Hrsg) Lehrbuch der Anaesthesiologie Reanimation und Intensivtherapie. Springer, Berlin Heidelberg New York, S 586
4. Ahnefeld FW (1981) Sekunden entscheiden. Springer, Berlin Heidelberg New York, S 92
5. Altura BT, Turlapaty PD, Atura BM (1980) Pentobarbital sodium inhibits calcium uptake in vascular smooth muscle. Biochim Biophys Acta 595:309–312
6. American Heart Association (1974) Standards for cardiopulmonary resuscitation (CPR) and emergency cardiac care (ECC). JAMA 227:837–866
7. American Heart Association (1980) Standards and guidelines for cardiopulmonary resuscitation and emergency cardiac care. JAMA 244:453–508
8. Andersen, MN, Border JR, Mouritzen CV (1967) Acidosis, catecholamines and cardiovascular dynamics. When does acidosis require correction? Ann Surg 166:344–356
9. Andersen MN, Mouritzen CV (1966) Effect of acute respiratory and metabolic acidosis on cardiac output and peripheral resistance. Ann Surg 163:161–168
10. Antoni H (1977) Entstehung und Ausbreitung der Erregung. In: Reindell H, Roskamm H (Hrsg) Herzkrankheiten. Springer, Berlin Heidelberg New York, S 41–54
11. Antoni H (1977) Auslösung, Mechanismus und Steuerung der Kontraktion. In: Reindell H, Roskamm H (Hrsg) Herzkrankheiten. Springer, Berlin Heidelberg New York, S 54–70
12. Antoni H, Haap K, Homburger H, Nemitz H (1979) Zur Elektrophysiologie der sogenannten Flimmerschwelle des Herzens. In: Antoni H, Bender F, Gerlach E, Schlepper M (Hrsg) Herzrhythmusstörungen. Schattauer, Stuttgart New York, S 15–26
13. Ashraf M, Onda M, Benedict JB, Millard RW (1982) Prevention of calcium paradox-related myocardial cell injury with diltiazem, a calcium channel blocking agent. Am J Cardiol 49:1675–1681
14. Augustin HJ (1976) Experimentelle und klinische Untersuchungen über den Einfluß von Dopamin auf die Niere. Habilitationsschrift, Universität Hamburg
15. Barner HB, Jellinek M, Standeven JW, Menz LJ, Hahn JW (1982) Cold blood-diltiazem cardioplegia. Am Thorac Surg 33:53–63
16. Barry WH, Grossman W (1980) Cardiac catheterization. In: Braunwald E (Ed) Heart disease, Saunders, Philadelphia London Toronto, pp 278–307
17. Barth H, L'Allemand H (1965) Beitrag zur Geschichte der Wiederbelebung. Bruns Beitr Klin Chir 210:95–123
18. Bassenge E, Doutheil U (1970) Wirkung einiger sympathicomimetischer Amine auf den Coronarwiderstand des schlagenden und asystolischen Hundeherzens in situ. Arzneimittelforsch 20:343–347
19. Baumelt R (1976) Einfluß von pH-Veränderungen auf die diastolische Reizschwelle und die Flimmerschwelle des isolierten Meerschweinchenherzens. Dissertation, Universität Frankfurt
20. Beierholm EA (1975) Effects of acid-base changes, hypoxia and catecholamines on ventricular performance. Am J Physiol 228:1555–1561
21. Bendixen HH, Laver MB, Flacke WE (1963) Influence of respiratory acidosis on circulatory effect of epinephrine in dogs. Circ Res 13:64–70
22. Berenyi KJ, Wolk M, Killip T (1975) Cerebrospinal fluid acidosis complicating therapy of experimental cardiopulmonary arrest. Circulation 52:319–324

22a. Bertram E, Eberle R, Schlosser V, Schultz H, Spillner G, Trendelenburg C (1979) Zur Diagnostik des Myokardinfarkts beim Polytraumatisierten. Tierexperimentelle Untersuchungen am Hund. Z Kardiol 68:465–468

23. Bethesda (1982) Thirteenth Bethesda Conference emergency cardiac care. Am J Cardiol 50:365–419

24. Bevan JA (1982) Selective action of diltiazem on cerebral vascular smooth muscle in the rabbit: Antagonism of extrinsic but not intrinsic maintained tone. Am J Cardiol 49:519–524

25. Bing OHL, Brooks WW, Messer JV (1973) Heart muscle viability following hypoxia: Protective effect of acidosis. Science 180:1296–1298

26. Bishop RL, Weisfeldt ML (1976) Sodium bicarbonate administration during cardiac arrest. JAMA 235:506–509

27. Bleyaert A, Nemoto EM, Safar P et al. (1978) Thiopental amelioration of brain damage after global ischemia in monkeys. Anesthesiology 49:390–398

28. Blömer H (1965) Differenzierung der Elementartherapie akuter, lebensbedrohlicher Störungen der Herztätigkeit. Therapiewoche 15:1013–1023

29. Boudot JP, Cavero I, Feuvray D (1981) Further studies on the effect of diltiazem on the rabbit isolated heart perfused with an oxygenated or a hypoxic solution: Correlation between ultrastructural and mechanical effect. Br J Pharmacol 72:190–191

30. Bourassa MG, Cote P, Theroux P, Tuban IF, Genain C, Waters DD (1980) Hemodynamics and coronary flow following diltiazem administration in anesthetized dogs and in humans. Chest [Suppl] 78:224–230

31. Brantigan JW (1972) Intramyocardial gas tensions in the canine heart during anoxic cardiac arrest. Surg Gynecol Obstet 134:67–80

32. Braunwald E, Sonnenblick EH, Ross J (1980) Contraction of the normal heart. In: Braunwald E (ed) Heart disease. Saunders, Philadelphia London Toronto, pp 413–452

33. Braunwald E (1980) Pathophysiology of heart failure. In: Braunwald E (ed) Heart disease. Saunders, Philadelphia London Toronto, pp 453–471

34. Braunwald E (1980) Assessment of cardiac performance. In: Braunwald E (ed) Heart disease. Saunders, Philadelphia London Toronto, pp 472–493

35. Breining H, Strubelt O (1965) Die Bedeutung der adrenergischen β-Rezeptoren für die cardiotoxische Wirkung sympathicomimetischer Amine. Med Pharmacol Exp 13:169–176

36. Bretschneider HJ (1964) Überlebenszeit und Wiederbelebungszeit des Herzens bei Normo- und Hypothermie. Verh Dtsch Ges Kreislaufforsch 30:11–34

37. Brooks DK, Feldmann SA (1962) Metabolic acidosis. Anaesthesia 17:161

38. Brooks DK (1967) Resuscitation. Arnold, London

39. Brooks WW, Verrier RL, Lown B (1980) Protective effect of verapamil on vulnerability to ventricular fibrillation during myocardial ischemia and per fusion. Cardiovasc Res 14:295–302

40. Brückner JB, Heß W, Schneider E, Schweichel E (1977 Kreislaufstimulation durch Doxapram. Anaesthesist 26:156–164

41. Burton (1969) Physiologie und Biophysik des Kreislaufs. Schattauer, Stuttgart

42. Bush LR, Schlafer M, Jolly SR, Lucchesi BR (1981) Protective effects of diltiazem during myocardial ischemia in isolated cat hearts. J Pharmacol Exp Ther 218:653–661

43. Campbell GS, Houle D, Crisp NW, Weil MH, Brown EB (1958) Depressed response to intravenous sympathomimetic agents in humans during acidosis. Dis Chest 33:18–22

44. Caress DL, Kissack AS, Slovian AJ (1968) The effect of respiratory acidosis on myocardial contractility. J Thorac Cardiovasc Surg 56:571–577

45. Carlon GC, Howland WS, Goldiner PL, Kahn RC, Bertoni G, Turnbull AD (1978) Adverse effects of calcium administration. Report of two cases. Arch Surg 113:882–885

46. Chazan JW, Stenson R, Kurland GW (1968) The acidosis of cardiac arrest. N Engl J Med 278:360–364

47. Chesnais JM, Coraboeuf E, Sanviat MP, Vassas JM (1975) Sensitivity to H^+, Li^+ and Mg^{2+} ions of the slow inward current in frog atrial fibers. J Mol Cell Cardiol 7:627–642

48. Cingolani HE, Mattiazzi AR, Blesa ES, Gonzales NC (1970) Contractility in isolated mammalian heart muscle after acid-base changes. Circ Res 26:269–278

49. Cingolani HE, Faulkner SL, Mattiazzi AR, Bender HW, Graham TP (1975) Depression of human myocardial contractility with "respiratory" and "metabolic" acidosis. Surgery 77:427–432

50. Clancy RL, Cingolani HE, Taylor RR, Graham TP, Gilmore JP (1967) Influence of sodium bicarbonate on myocardial performance. Am J Physiol 212:917–923

51. Clark RE, Kristlieb IY, Henry PD (1979) Nifedipine a myocardial protektive agent. Am J Cardiol 44:825–831

52. Clusin WT, Bristow MR, Kavagueuzian HS, Katzung BG, Schroeder JS (1982) Do calcium-dependent ionic currents mediate ischemic ventricular fibrillation? Am J Cardiol 49:606–612

53. Clusin WT, Bristow MR, Baim DS, Schroeder JS, Jaillon P, Brett P, Harrison DC (1982) The effects of diltiazem and reduced serum ionized calcium on ischemic ventricular fibrillation in the dog. Circ Res 50:518–526

54. Cooley DA, Reul GJ, Wukasch DC (1972) Ischemic contracture of the heart: "stone heart". Am J Cardiol 29:575–577

55. Daniell HB, Bagwell EE, Walton RP (1967) Limitation of myocardial function by reduced coronary blood flow during isoproterenol action. Circ Res 21:85–98

56. Darby TD, Aldinger EE, Gadsden RH, Thrower WB (1960) Effects of metabolic acidosis on ventricular isometric systolic tension on the response to epinephrine and levarterenol. Circ Res 8:1242–1252

57. Del Guerico LRM, Feins NR, Cohn JD, Coomaraswamy RP, Wollmann SB, State D (1965) Comparison of blood flow during external and internal cardiac massage in man. Circulation [Suppl I] 31 + 32:171–180

58. Dembo DH (1981) Calcium in advanced life support. Crit Care Med 9:358–359

59. Dhalla NS (1976) Involvement of membrane systems in heart failure due to intracellular calcium overload and deficiency. J Mol Cell Cardiol 8:661–666

60. Dick W, Ahnefeld WF (1975) Primäre Neugeborenen-Reanimation. Springer, Berlin Heidelberg New York

61. Dietmann K, Gütgemann A (1953) Herzstillstand und Kammerflimmern. Langenbecks Arch Klin Chir 274:562–575

62. Di Polo (1978) Ca^{2+} pump driven by ATP in squid axons. Nature 274:390–392

63. Dixon DW, Loeb HS, Gunnar RM (1979) Use of catecholamines in acute myocardial infarction. Herz 4:385–396

64. Djonlagic H (1977) Analyse der Erregungsbildung und Erregungsleitung des Herzen unter dem Einfluß von akuten Säure-Basen-Störungen. Tierexperimentelle Studie mittels His-Bündel-Elektrographie. Habilitationsschrift, Universität Lübeck

65. Döring HJ, Hauf G (1977) Kontraktilität sowie ATP- und Kreatinphosphat-Konzentrationen des Meerschweinchenmyokards bei Normoxie und verschiedenen Hypoxiegraden. Einfluß von Strophantin, Isoproterenol und Kalziumchlorid. Herz Kreisl 9:926–933

66. Donegan JH (1981) New concepts in cardiopulmonary resuscitation. Anesth Analg (Cleve) 60:100–108

67. Dong E, Stinson EB, Shumway NE (1967) The ventricular fibrillation threshold in respiratory acidosis and alkalosis. Surgery 61:602–607

68. Downing SE, Talner NS, Gardner TH (1965) Cardiovascular responses to metabolic acidosis. Am J Physiol 208:237–242

69. Downing SE, Talner NS, Gardner TH (1966) Influences of hypoxemia and acidemia on left ventricular function. Am J Physiol 210:1327–1334

70. Dudziak R (1980) Lehrbuch der Anästhesiologie. Schattauer, Stuttgart New York

71. Dunne JT, Milligan JE, Thomas BW (1971) The effect of magnesium on anoxia and resuscitation in the neonate. Am J Obstet Gynecol 109:369–374

72. Dunnett JS, Nayler WG (1978) Calcium efflux from cardiac sarcoplasmatic reticulum: Effects of calcium and magnesium. J Mol Cell Cardiol 10:487–498

73. Dunnett SJ, Nayler WG (1978) Effect of pH on the uptake and efflux of calcium from cardiac sarcoplasmatic reticulum vesicles. J Physiol (Lond) 281:16–17

74. Dusting GJ, Rand M (1975) Interactions between the hydrogen ion concentration and vasoconstrictor responses to catecholamines and sympathetic nerve stimulation. Clin Exp Pharmacol Physiol 2:43–48

75. Effert S (1965) Herzstillstand – Wiederbelebung bei geschlossenem Thorax. Internist (Berlin) 6:483–491

76. Elam JO (1977) The intrapulmonary route for CPR drugs. In: Safar P, Elam JO (eds) Advances in cardiopulmonary resuscitation. Springer, New York Heidelberg Berlin, pp 132–137

77. Elliott WC, Gorlin R (1966) Isoproterenol in treatment of heart disease. Hemodynamic effects in circulatory failure. JAMA 197:315–320
78. Ellis D, Thomas RC (1976) Direct measurement of the intracellular pH of mammalian cardiac muscle. J Physiol (Lond) 262:755–771
79. Fabiato A, Fabiato F (1975) Contractions induced by a calcium-triggered release of calcium from the sarcoplasmatic retikulum of single skinned cardiac cells. J Physiol (Lond) 249:469–495
80. Feldman S, Ellis H (1975) Principles of resuscitation. Blackwell, Oxford London Edinburgh Melbourne
81. Fillmore SJ, Shapiro M, Killip TH (1970) Serial blood gas studies during cardiopulmonary resuscitation. Ann Intern Med 72:465–469
82. Flaim SF, Craven RA (1981) Diltiazem and Verapamil inhibit norepinephrine-stimulated 45 Ca-uptakte in rabbit aorta. Pharmacology 22:286–293
83. Fleckenstein A (1964) Experimentelle Wiederherstellung von Automatie und Erregungsleitung durch Sympathomimetica. Verh Dtsch Ges Kreislaufforsch 30:102–112
84. Fleckenstein A (1968) Myocardstoffwechsel und Necrose. In: Heilmeyer K, Holtmeier HJ (Hrsg) Herzinfarkt und Schock. Thieme, Stuttgart, S 94–109
84a. Fleckenstein A (1970/1971) Specific inhibitors and promoters of calcium action in the exitation-contraction coupling of the heart muscle and their role in the production or prevention of myocardial lesions. In: Harris P, Opie L (eds) Calcium and the heart. Proceedings of the meeting of the European section of the International Study Group for research in cardiac metabolism, London, September 6, 1970. Academic Press, London New York, pp 135–188
85. Fleckenstein A (1977) Specific pharmacology of calcium in myocardium, cardiac pacemarkers and vascular smooth muscle. Ann Rev Pharmacol Toxicol 17:149–166
86. Fleckenstein A, Roskamm H (1980) Calcium-Antagonismus. Springer, Berlin Heidelberg New York, S 1–28
87. Fleckenstein A, Späh F, Fleckenstein-Grün G, Byon YK, Frey M, von Witzleben H (1982) Wirkungsspektrum und Spezifität des Calciumantagonisten Diltiazem. In: Bender F, Greeff K (Hrsg) Calciumantagonisten zur Behandlung der Angina pectoris, Hypertonie und Arrhythmie. 1. Dilzem Symposium Kopenhagen. Excerpta Medica, Amsterdam Oxford Princeton, pp 3–45
87a. Fleckenstein A (1983) Calcium antagonism in heart and smooth muscle. Wiley & Sons, New York Chichester Brisbane Toronto Singapore
88. Fondacaro JD, Han J, Yoons MS (1978) Effects of verapamil on ventricular rhythm during acute coronary occlusion. Am Heart J 96:81–86
89. Forbat AF, Zarday Z (1978) Cardiac arrest with electromechanical dissociation. Anesth Analg (Cleve) 57:498–501
90. Ford GD, Cline HW, Fleming WW (1968) Influence of lactic acidosis on cardiovascular response to sympathomimetic amines. Am J Physiol 215:1123–1129
91. Forth W, Henschler D, Rummel W (1975) Allgemeine und spezielle Pharmakologie und Toxikologie. Bibliographisches Institut, Mannheim Wien Zürich
92. Frey R, Jude J, Safar P (1962) Die äußere Herzwiederbelebung-Indikation, Technik und Ergebnisse. Dtsch Med Wochenschr 87:857–863
93. Friese G, Thorspecken R (1961) Erste Erfahrungen über Alupent bei der Behandlung der AV-Überleitungsstörung des Herzens. Dtsch Med Wochenschr 86:1045–1050
94. Friese G (1962) Die Behandlung des Herzstillstands und des Herzkammerflimmerns bei geschlossenem Thorax. Anaesthesist 11:263–268
95. Fujiwara S, Ito Y, Itoh T, Kurijama H, Suzuki H (1982) Diltiazem-induced vasodilatation of smooth muscle cells of the canine basilar artery. Br J Pharmacol 75:455–467
96. Futamura Y, Nomura H, Nagata K, Hama Y, Yasui S (1982) Cardiohemodynamic actions of nitroglycerin and diltiazem in canine coronary stenosis. Arzneimittelforsch 32:34–39
97. Gadzinski DS, White BC, Hoehner PJ, Hoehner TH, Krome CH, White JD (1982) Alterations in canine cerebral cortical blood flow and vascular resistance post cardiac arrest. Ann Emerg Med 11:58–63
98. Gall F (1963/64) Hämodynamik bei manueller Herzmassage. Thoraxchirurgie 11:136–143
99. Ganote CE, Seabra-Gomes R, Nayler WG, Jennings RB (1975) Irreversible myocardial injury in anoxic perfused rat hearts. Am J Pathol 80:419–435
100. Garella S, Dana CL, Chazan JH (1973) Severity of metabolic acidosis as a determinant of bicarbonate requirements. N Engl J Med 289:121–126

101. Gelet TR, Altschuld RA, Weissler AM (1969) Effects of acidosis on the performance and metabolism of the anoxic heart. Circulation [Suppl 4] 39:60–69

102. Gergely J (1976) Excitation-contraction coupling – cardiac muscle events in the myofilament. Fed Proc 35:1283–1287

103. Gersh BJ, Hahn CEW, Prys-Roberts C, Cashion J (1971) Physical criteria for measurement of left ventricular pressure and its first derivative. Cardiovasc Res 5:32–40

104. Gerst PH, Fleming WH, Malm JR (1966) Increased susceptibility of the heart to ventricular fibrillation during metabolic acidosis. Circ Res 19:63–70

105. Gilston A (1965) Clinical and biochemical aspects of cardiac resuscitation. Lancet II:1039–1043

106. Gilston A (1979) Cardiac resuscitation services: Principles and practice. Intensive Care Med 5:49–53

107. Gilston A (1983) Cardiopulmonary resuscitation (CPR). In: Tinker (ed) Springer, Berlin Heidelberg New York, S 127–145

108. Götz E (1981) Wiederbelebung. In: Lawin P (Hrsg) Praxis der Intensivbehandlung. Thieme, Stuttgart, S 13.1–13.29

109. Goldberg AH (1974) Current concepts: Cardiopulmonary arrest. N Engl J Med 290:381–385

110. Gonzales NC, Clancy RL (1975) Inotropic and intracellular acid-base changes during metabolic acidosis. Am J Physiol 228:1060–1064

111. Goodyear AVN, Eckhardt WF, Ostberg RH, Goodkind MJ (1961) Effects of metabolic acidosis and alkalosis on coronary blood flow and myocardial metabolism in the intact dog. Am J Physiol 200:628–632

112. Goodyear AVN, Goodkind MJ, Stanley EJ (1964) The effects of abnormal concentrations of the serum electrolytes on left ventricular function in the intact animal. Am Heart J 67:779–791

113. Greeff K (1976) Einfluß von Pharmaka auf die Kontraktilität des Herzens. Verh Dtsch Ges Kreislaufforsch 42:80–92

114. Greeff K (1982) Zur Pharmakodynamik der Calciumantagonisten. In: Bender F, Greeff K (Hrsg) Calciumantagonisten zur Behandlung der Angina pectoris, Hypertonie und Arrhythmie. 1 Dilzem Symposium Kopenhagen. Excerpta Medica, Amsterdam Oxford Princeton, S 48–59

115. Greene HL, Weisfeldt ML (1977) Determinants of hypoxic myocardial contracture. Am J Physiol 232:526–533

116. Grinwald PM, Nayler WG (1981) Calcium entry in the calcium paradox. J Mol Cell Cardiol 13:867–880

117. Gross R, Grosser KD, Sieberth HG (1973) Der internistische Notfall. Schattauer, Stuttgart, S 84–87

118. Gross GJ, Warltier DC, Jolly SR, Hardman HF (1980) Comparative effects of a new calcium antagonist, FR 7534, nitroglycarin, and dipyridamole and regional myocardial blood flow and cardiac contractility during partial coronary artery occlusion in the dog. J Cardiovasc Pharmacol 2:797–813

119. Grosse-Brockhoff F (1964) Medikamentöse Maßnahmen bei Herzflimmern und Herzstillstand. Verh Dtsch Ges Kreislaufforsch 30:113–129

120. Grumbach L, Howard JW, Merril VJ (1954) Factors related to the initiation of ventricular fibrillation in isolated hearts: Effects of calcium and potassium. Circ Res 2:452–459

121. Grün G, Weder U, Fleckenstein A (1972) The mutual antagonism between H^+ and Ca^{++} ions in the control of vascular tone and autoregulation. Pfluegers Arch [Suppl R] 10:335

121a. Grün G, Fleckenstein A (1972) Die elektromechanische Entkoppelung der glatten Gefäßmuskulatur als Grundprinzip der Coronardilatation durch 4-(2'-Nitrophenyl)-2,6-dimethyl-1,4,dihydropyridin,3,5-dicarbonsäure-dimethylester (Bay a 1040, Nifedipin). Arzneimittelforsch 22:334–344

122. Gunnar RM, Loeb HS, Pietras RJ, Tobin JR (1967) Ineffectiveness of isoproteronol in shock due to acute myocardial infarction. JAMA 202:64–68

123. Habel G (1980) Wiederbelebung. Historische, theoretisch-experimentelle und klinische Aspekte. Volk und Gesundheit, Berlin

124. Halloran KH, Ithuralde MH, Downing SE (1972) Relation between acute changes in PH and PCO_2 and inotropic responses to acetyl strophanthidin. Am J Cardiol 30:61–66

125. Hamm CW, Opie LH (1982) Erhaltung akut ischämischen Myokards durch Diltiazem. In: Bender F, Greeff K (Hrsg) Calciumantagonisten zur Behandlung der Angina pectoris, Hypertonie und Arrhythmie. 1. Dilzem Symposium Kopenhagen. Excerpta Medica, Amsterdam Oxford Princeton, S 68–77

126. Harden K, Mackenzie IL, Ledingham JMcA (1963) Spontaneous resersion of ventricular fibrillation. Lancet II:1140–1142

127. Hartmann-Andersen F, Juhl B (1983) Ist die kreislaufstimulierende Wirkung des Dopamins von der metabolischen Acidose abhängig? Anaesthesist 32:89–90

128. Hearse DJ, Humphrey SM, Nayler WG, Slade A, Border D (1975) Ultrastructural damage associated with reoxygenation of the anoxic myocardium. J Mol Cell Cardiol 7:315–324

129. Hearse DJ, Garlick PB, Humphrey SM (1977) Ischemic contracture of the myocardium: Mechanisms and prevention. Am J Cardiol 39:986–993

130. Hearse DJ, Humphrey SM, Bullock GR (1978) The oxygen paradox and the calcium paradox: Two facets of the same problem? J Mol Cell Cardiol 10:641–668

131. Hecht HH, Hutter OF (1965) Action of pH on cardiac purkinje fibres. In: Taccardy T, Machetti G (eds) International Symposium on the electrophysiology of the heart. Pergamon, Oxford, pp 105–123

132. Heeg E, Reuter N (1971) Größe und Zeitpunkt von dp/dt max unter verschiedenen hämodynamischen Bedingungen. Verh Dtsch Kreislaufforsch 37:164–170

133. Hein B (1975) Calcium-Stoffwechsel und ATP-Utilisation bei experimenteller Myokard-Hypertrophie. Habilitationsschrift, Universität Freiburg

134. Heiss HW, Hensel J, Kettler D, Tauchert M, Bretschneider HJ (1973) Über den Anteil des Koronarsinus-Ausflusses an der Myokarddurchblutung des linken Ventrikels. Z Kardiol 62:593–606

135. Henry PD, Shuchleib R, Davis J, Weiss ES, Sobel BE (1977) Myocardial contracture and accumulation of mitochondrial calcium in ischemic rabbit heart. Am J Physiol 233:677–684

136. Henry PD, Shuchleib R, Borda LJ, Roberts R, Williamson JR, Sobel BE (1978) Effects of nifedipine on myocardial perfusion and ischemic injury in dogs. Circ Res 43:372–380

137. Henry PD (1980) Comparative pharmacology of calcium antagonists: Nifedipine, verapamil and diltiazem. Am J Cardiol 46:1047–1058

138. Herden HN (1971) Wiederbelebung. In: Lawin P (Hrsg) Praxis der Intensivbehandlung. Thieme, Stuttgart, S 598–608

139. Herden HN, Lawin P (1973) Anästhesie-Fibel. Thieme, Stuttgart, S 346–357

140. Herpfer GE (1970) Über die Messung der Kontraktionsfähigkeit des Herzmuskels. Anaesthesist 19:35–41

141. Higgins AJ, Gardiner GD, Gregory MH (1981) Protection by nifedipine and diltiazem against microsphere-induced ischemia in working rat hearts. J Mol Cell Cardiol [Suppl 1] 13:39

142. Himmelhoch SR, Dekker A, Gassaniga AB, Like AA (1964) Closed-chest cardiac resuscitation: Prospective clinical and pathological study. N Engl J Med 270:118–122

143. Hirsch WD (1983) Die Problematik der außerklinischen Reanimation durch den Notarzt. Notfallmed 9:2–14

144. Hodgkin JE, Soeprono FF, Chan DM (1980) Incidence of metabolic alkalemia in hospitalized patients. Crit Care Med 8:725–728

145. Hodgkin BC, Burkett DE, McCrodden JI (1981) Anerobic myocardial metabolism during CPR. Crit Care Med 9:415–416

146. Holbrook PR, Mickell JM, Pollack MM, Fields AI (1980) Cardiovascular resuscitation drugs for children. Crit Care Med 8:588–589

147. Holmes HR, Babbs CF, Voorhees WD, Tacker WA, De Garavilla B (1980) Influence of adrenergic drugs upon vital organ perfusion during CPR. Crit Care Med 8:137–140

148. Honig CR, Tenney SM (1957) Determinants of the circulatory response to hypoxia and hypercapnia. Am Heart J 53:687–698

149. Hossli G (1976) Kardiale Funktion. In: Ahnefeld FW (Hrsg) Notfallmedizin. Springer, Berlin Heidelberg New York, S 64–71

150. Howland WS, Schweizer D, Carlon GC (1977) The cardiovascular effects of low levels of ionized calcium during massive transfusion. Surg Gynecol Obstet 145:581–586

151. Huang TF, Peng YI (1977) Effect of verapamil on experimental arrhythmias. Eur J Pharmacol 42:363–370

152. Hughes JC, Tyers GFO, Torman HA (1975) Effects of acid-base imbalance on myocardial pacing threshold. J Thorac Cardiovasc Surg 69:743–746

153. Jarmakani JM, Nagatomo T, Langer GA (1978) The effect of calcium and high energency phosphate compounds on myocardial contracture in the newborn and adult rabbit. J Mol Cell Cardiol 10:1017–1029

154. Jennings RB, Ganote CE (1974) Structural changes in myocardium during acute ischemia. Circ Res 34 + 35:III 156–172

155. Jennings RB (1976) Relationship of acute ischemia to functional defects and irreversibility. Circ Res 53:I 26-I 29

156. Jolly SR, Menahan LA, Gross GJ (1981) Diltiazem in myocardial recovery from global ischemia and reperfusion. J Mol Cell Cardiol 13:359–372

157. Jude JR, Kouwenhoven WB, Knickerbocker GG (1961) Cardiac arrest report of application of external cardiac massage on 118 patients. JAMA 178:1063–1070

158. Kammermeier H, Rudroff W (1972) Funktion und Energiestoffwechsel des isolierten Herzens bei Variation von pH, pCO_2 und HCO3. Pflügers Arch 334:39–49

159. Katz AM, Tada M (1972) The "stone heart": A challenge to the biochemist. Am J Cardiol 29:578–580

160. Katz AM (1975) Effects of ischemia on the contractile process of heart muscle. Am J Cardiol 32:456–460

161. Katz AM (1977) Physiology of the heart. Raven, New York

162. Katz AM, Reuter H (1979) Cellular calcium and cardiac cell death. Am J Cardiol 44:188–190

163. Kay JH, Blalock A (1951) The use of calcium chloride in the treatment of cardiac arrest in patients. Surg Gynecol Obstet 93:97–102

164. Kay JH (1951) The treatment of cardiac arrest. Surg Gynecol Obstet 93:682–690

165. Khambatta HJ, Sullivan SF (1973) Effects of respiratory alkalosis on oxygen consumption and oxygenation. Anesthesiology 38:53–57

166. Kentish JC, Nayler WG (1978) Ca^{++}-dependent tension generation in chemically "skinned" cardiac trabeculae: Effect of pH. Am J Physiol 284:90–91

167. Kentish JC, Nayler WG (1979) The influence of pH on the Ca^{2+}-regulated ATPase of cardiac and white skeletal muscle myofibrils. J Mol Cell Cardiol 11:611–617

168. Kettler D, Braun U, Cott LA et al. (1971) Kombination von Piritramid und N_2O – ein neues Narkoseverfahren. Z Prak Anästh 5:329–338

169. Kinoshita M, Kusokawa R, Shimono Y, Motomura M, Tomonaga G, Hoshino T (1978) Effects of diltiazem hydrochloride on renal hemodynamics and urinary electrolyte excretion. Jpn Circ J 42:553–560

170. Kirimli B (1969) Evaluation of sodium bicarbonate and epinephrine in cardiopulmonary resuscitation. Anesth Analg (Cleve) 48:649–658

171. Kohlhardt M, Haap K, Figula HR (1976) Influence of low extracellular pH upon the Ca inward current and isometric contractile force in mammalian ventricular myocardium. Pflügers Arch 366:31–38

172. Kohlhardt M, Haap K (1976) The response of Ca-mediated action potentials and contractile activity in mammalian ventricular myocardium towards alkalosis. Experientia 32:150–151

173. Köhler E, Greeff K (1972) Der Einfluß kreislaufwirksamer Pharmaka auf dp/dt max und V ce max des linken Ventricels. Verh Dtsch Kreislaufforsch 38:246–251

174. Köhler E, Noack E, Strobach H, Wirth K (1972) Effect of respiratory acidosis on heart and circulation in cats, pigs, dogs and rabbits. Res Exp Med 158:308–319

175. Kollegium Biomathematik NW (1976) Biomathematik für Mediziner. Springer, Berlin Heidelberg New York

176. Komarek JV (1978) Effekt von Prazosin und Phentolamin auf Kreislaufsystem, kardiale Dynamik und linksventrikuläre Kontraktilität beim Hund im akuten Experiment. Herz Kreislauf 10:286–289

177. Kones RJ (1973) The catecholamines: Reappraisal of their use for acute myocardial infarction and the low cardiac output syndroms. Crit Care Med 1:203–220

178. Kouwenhoven WB, Jude JR, Knickebrocker GG (1960) Closed chest cardiac massage. JAMA 173:1064–1067

179. Kuhn LA (1969) Effects of isoproterenol on hemodynamic alterations, myocardial metabolism, and coronary flow in experimental acute myocardial infarction with shock. Am Heart J 77:772–783

180. Kübler W, Katz AM (1977) Mechanism of early "pump" failure of the ischemic heart: Possible role of adenosine triphosphate depletion and inorganic phosphate accumulation. Am J Cardiol 40:467–471

181. Lakatta EG, Nayler WG, Poole-Wilson RA (1979) Calcium overload and mechanical function in posthypoxic myocardium: Biphasic effect of pH during hypoxia. Eur J Cardiol 10:77–87

182. Landauer B (1970) Merktafel zur Diagnostik und Therapie des Herzstillstandes. In: Halhuber M, Kirchmair H (Hrsg) Notfälle der inneren Medizin. Urban & Schwarzenberg, München Berlin Wien, S 375–383

183. Lawson NW, Butler GH, Ray CT (1973) Alkalosis and cardiac arrhythmias. Anesth Analg (Cleve) 52:951–964

184. Ledingham I, Norman JN (1962) Acid-base studies in experimental circulatory arrest. Lancet II:967–969

185. Lehr D (1981) Magnesium and cardiac necrosis. Magn Bull Ia:178–189

186. Le Winter MM, Engler RL (1981) Cardiopulmonary resuscitation. In: Karliner JS, Gregoratos G (eds) Coronary care. Livingstone, New York Edingburgh London Melbourne

187. Lembeck F, Juan H (1975) Are there therapeutic indications of intravenous injection of calcium gluconate? Arzneimittelforsch 25:1570–1574

188. Lenz K, Magometschnigg D (1982) Die hypotensive Wirkung von intravenös verabreichtem Diltiazem. In: Bender F, Greeff K (Hrsg) Calciumantagonisten zur Behandlung der Angina Pectoris, Hypertonie und Arrhythmie. 1. Dilzem Symposium Kopenhagen. Excerpta Medica, Amsterdam Oxford Princeton, S 194–201

189. Livesay JJ, Folette DM, Fey KH, Nelson RL, De Land EC, Barnard RJ, Buckberg GD (1978) Optimizing myocardial supply/demand balance with α-adrenergic drugs during cardiopulmonary resuscitation. J Thorac Cardiovasc Surg 76:244–251

190. Lowe JE, Kleinmann LH, Reimer KA, Jennings R, Wechsler AS (1977) Effects of cardioplegia produced by calcium flux inhibition. Surg Forum 28:279–280

191. Magee PG, Flaherty JT, Bixler TJ et al. (1979) Comparison of myocardial protection with nifedipine and potassium. Circulation [Suppl I] 60:151–157

192. Malm JR, Manger WM, Sullvian SF, Papper EM, Nahas GG (1966) The effect of acidosis on symphato-adrenal stimulation. JAMA 197:161–165

193. Malm OJ (1968) Treatment of acidosis and electrolyte disturbances in asphyxia and cardiac arrest. Acta Anaesthesiol Scand [Suppl] 29:165–182

194. Maroko PR, Kjekshus JK, Sobel BE, Watanabe T, Covell JW, Ross J, Braunwald E (1971) Factors influencing infarct size following experimental coronary artery occlusion. Circulation 43:67–82

195. Marsiglia JC, Cingolani HE, Gonzales NC (1973) Relevance of beta receptor blockade to the negative inotropic effect induced by metabolic acidosis. Cardiovasc Res 7:336–343

196. Martin SJ (1961) Sudden cardiac collapse. Cardiac arrest and its treatment. Anesthesiology 22:738–750

197. Mason DT, Braunwald E, Covell JW, Sonnenblick EH, Ross J (1971) Assessment of cardiac contractility. Circulation 44:47–58

198. Mattar JA, Weil MH, Shubin H (1974) Cardiac arrest in the critically ill. II. Hyperosmolal states following cardiac arrest. Am J Med 56:162–168

199. Mayberg M, Ferguson M, McQuarrie DG (1974) Pulse pressure cardiac output determinations during metabolic acidosis. J Surg Res 17:375–380

200. Mazzara JT, Ayres SM, Grace WJ (1974) Extreme hypocapnia in the critically ill patients. Am J Med 56:450–456

201. McClenathan JH, Guyton RA, Breyer RH, Newman GE, Michaelis LL (1977) The effects of isoproterenol and dopamine on regional myocardial blood flow after stenosis of circumflex coronary artery. J Thorac Cardiovasc Surg 73:431–435

202. McDonald JL (1981) Systolic and mean arterial pressures during manual and mechanical CPR in humans. Crit Care Med 9:382–383

203. McElroy WT, Gerdes AJ, Brown EB (1958) Effects of CO_2 bicarbonate and pH on the performance of isolated perfused guinea pig hearts. Am J Physiol 195:412–416

204. Mackenzie GI, Taylor SH, McDonald AH (1964) Haemodynamic effects of external cardiac compression. Lancet I:1342–1345

205. Michenfelder JD (1981) Current concepts in cerebral resuscitation. ASA refresher courses in anaesthesiology. Soc Anaesthesiol

206. Millard RW (1980) Changes in cardiac mechanics and coronary blood flow of regionally ischemic porcine myocardium induced by diltiazem. Chest [Suppl] 78:193–199

207. Morgenstern M, Noack E, Köhler E (1972) The effects of isoprenaline and tyramine on the calcium uptake, the total calcium content and the contraction force of isolated guinea pig atria in dependence on different hydrogen ion concentrations. Naunyn Schmiedebergs Arch Pharmacol 274:125–137

208. Mori A, Sono J, Ando F et al. (1981) Effect of intra-aortic balloon pumping and calcium antagonist for reducing coronary reperfusion injury. Jpn Circ 45:419–426

209. Monroe G, French G, Whittenberger JL (1960) Effects of hypercapnia on myocardial contractility. Am J Physiol 199:1121–1124

210. Mueller H, Ayres SM, Gianelli S, Forsterconklin EF, Mazzara JT, Grace WJ (1972) Effect of isoproterenol, l-norepinephrine and intra-aortic counterpulsation on hemodynamics and myocardial metabolism in shock following acute myocardial infarction. Circulation 45:335–351

211. Murata S, Nagao T, Nakajima H (1982) Cerebral vasodilation and spasmolytic activity of diltiazem in anesthetized animals. Jpn J Pharmacol 32:1033–1040

212. Myerburg RJ, Conde CA, Sung RJ et al. (1980) Clinical electrophysiologic and hemodynamic profile of patients resuscitated from prehospital cardiac arrest. Am J Med 68:568–576

213. Nagao T, Matlib MA, Franklin D, Millard RW, Schwartz A (1980) Effects of diltiazem, a calcium antagonist on regional myocardial function and mitochondria after brief coronary occlusion. J Mol Cell Cardiol 12:29–43

214. Nahas GG, Cavert HM (1957) Cardiac depressant effect of CO_2 and its reversal. Am J Physiol 190:483–491

215. Nahas GG, Ligou JC, Mehlman B (1960) Effects of pH changes on O_2 uptake and plasma catecholamine levels in the dog. Am J Physiol 198:60–66

216. Nakamura Y, Schwartz A (1970) Possible control of intracellular calcium metabolism by (H+) sarcoplasmatic reticulum of skeletal and cardiac muscle. Biochem Biophys Res Commun 41:830–836

216a. Nakajama K, Fleckenstein A, Byon YK, Fleckenstein-Grün G (1978) Identical responses of isolated smooth muscle preparations from brain (A. basilaris) and coronary arteries upon electric field stimulation. Pflügers Arch [Suppl] 362:R2

217. Nash CW, Heath C (1961) Vascular responses to catecholamines during respiratory changes in pH. Am J Physiol 200:755–758

218. Nayler WG, Poole-Wilson PA, Williams AJ (1979) Hypoxia and calcium. J Moll Cell Cardiol 11:683–706

219. Nayler WG, Ferrari R, Poole-Wilson PA, Yepez CE (1979) A protective effect of a mild acidosis on hypoxic heart muscle. J Mol Cell Cardiol 11:1053–1071

220. Nayler WG, Mas-Olivia J, Williams AJ (1980) Cardiovascular receptors and calcium. Circ Res 46:1161–1165

221. Nayler WG, Ferrari R, Williams AJ (1980) Protective effect of pretreatment with verapamil, nifedipine and propranolol on mitochondrial function in the ischemic and reperfused myocardium. Am J Cardiol 46:242–248

222. Nayler WG, Grinwald PM (1981) The effect of verapamil on calcium-accumulation during the calcium paradox. J Mol Cell Cardiol 13:435–441

223. Nayler WG, Ferrari R, Slade A (1980) Cardioprotektive actions of calcium-antagonists in myocardial anoxia and ischemia. In: Fleckenstein A, Roskamm H (Hrsg) Calcium-Antagonismus. Springer, Berlin Heidelberg New York, S 11–28

224. Nayler WG, Poole-Wilson PH (1981) Calcium antagonists: Definition and mode of action. Basic Res Cardiol 76:1–15

225. Nemoto EM, Bleyaert AL, Stezosky SW, Mossy J, Rao GR, Safar P (1977) Global brain ischemia: A Reproducible monkey model. Stroke 8:558–564

226. Ng ML, Levy HA, Zieske (1967) Effects of changes of pH and carbon dioxide tension on left ventricular performance. Am J Physiol 213:115–120

227. Noble MIM, Trenchard D, Guz A (1966) Effect of changes in $PaCO_2$ on cardiac performance in conscious dogs. J Appl Physiol 22:147–152

228. Opie LH (1965) Effect of extracellular pH on function and metabolism of isolated perfused rat heart. Am J Physiol 209:1075–1080

229. Opie LH (1980) Drugs and the heart. III. Calcium antagonists. Lancet 8172:806–810

230. Ostrea EM, Odell GB (1972) The influence of bicarbonate administration on blood pH in a "closed system": Clinical implications. J Pediatr 80:671–680

231. Otto CW, Yakaitis RW, Blitt CD (1981) Mechanism of action of epinephrine in resuscitation from asphyxial arrest. Crit Care Med 9:364–365

232. Otto CW, Yakaitis RW, Redding JS, Blitt CD (1981) Comparison of dopamine, dobutamine and epinephrine in CPR. Crit Care Med 9:366

233. Pappelbaum S, Lang TW, Bazika V, Bernstein H, Herrold G, Corday E (1965) Comparative hemodynamics during open vs closed cardiac resuscitation. JAMA 193:659–662

234. Parr DR, Wimhurst JM, Harris EJ (1975) Calcium induced damage of rate heart mitochondria. Cardiovasc Res 9:366–372

235. Pavlin EG, Hornbein TH (1981) Effect of acid-base inbalance on organ function. ASA refresher courses in anesthesiology. Lippincott, Philadelphia

236. Pearson JW, Redding JS (1963) The role of epinephrine in cardiac resuscitation. Anesth Analg (Cleve) 42:599–606

237. Pearson JW, Redding JS (1964) Sodium bicarbonate in cardiac resuscitation. Anesthesiology 25:108–109

238. Pearson JW, Redding JS (1965) Influence of peripheral vascular tone on cardiac resuscitation. Anesth Analg (Cleve) 44:746–752

239. Peng CF, Kane JJ, Murphy ML, Straub KD (1977) Abnormal mitochondrial oxidative phosphorylation of ischemic myocardium reversed by Ca^{2+}-chelating agents. J Mol Cell Cardiol 9:897–908

240. Perez JE, Sobel BE, Henry PD (1980) Improved performance of ischemic canine myocardium in response to nifedipine and diltiazem. Am J Physiol 239:H658–H663

241. Podlesch I (1977) Anästhesie und Intensivbehandlung im Säuglings- und Kindesalter. Thieme, Stuttgart, S 19–38

242. Poole-Willson PA, Langer GA (1975) Effect of pH on ionic exchange and function in rat and rabbit myocardium. Am J Physiol 229:570–581

243. Poole-Willson PA, Cameron IR (1975) Intracellular pH and K^+ of cardiac and skeletal muscle in acidosis and alkalosis. Am J Physiol 229:1305–1310

244. Poole-Willson PA (1978) Measurement of myocardial intracellular pH in pathological states. J Mol Cell Cardiol 10:511–526

245. Poole-Willson PA (1978) Inhibition of calcium uptake by acidosis in the myocardium of the rabbit. J Physiol (Lond) 277:79 p

246. Poyart C, Nahas GG (1967) Metabolic effects of theophylline and epinephrine in the dog at normal and acid pH. Am J Physiol 212:1247–1254

247. Raab W, van Lith P, Lepeschkin E, Herrlisch C (1962) Catecholamine-induced myocardial hypoxia in the presence of impaired coronary dilatability independent of external cardiac work. Am J Cardiol 9:455–470

248. Rackwitz R, Jahrmärker J, Theisen K, Halbritter R, Oher HP, Haider M (1975) Pathogenese und Therapie der Acidose bei Reanimation. Intensivmed 12:1–23

249. Redding JS, Cozine RA (1961) A comparison of open-chest and closed-chest cardiac massage in dogs. Anesthesiology 22:280–285

250. Redding JS, Pearson JW (1962) Resuscitation from asphyxia. JAMA 182:283–286

251. Redding JS, Pearson JW (1963) Evaluation of drugs for cardiac resuscitation. Anesthesiology 24:203–207

252. Redding JS, Pearson JW (1968) Resuscitation from ventricular fibrillation. JAMA 203:255–260

253. Redding JS (1977) Drug therapie during cardiac arrest. In: Safar P (ed) Advances in cardiopulmonary resuscitation. Springer, Berlin Heidelberg New York, pp 113–117, 137–138

254. Regan TJ, Effros RM, Haider B, Oldewurtel HA, Ettinger PO, Ahmed SS (1976) Myocardial ischemia and cell acidosis: Modification by alkali and the effects on ventricular function and cation composition. Am J Cardiol 37:501–507

255. Reimer KA, Lowe JE, Jennings RB (1977) Effect of the calcium antagonist verapamil on necrosis following temporary coronary artery occlusion in dogs. Circulation 55:581–587

256. Reuter H (1974) Exchange of calcium ions in the mammalian myocardium mechanism and physiological significance. Circ Res 34:599–605

257. Riede UN, Wassilew, Tschirkov A (1982) Pharmakologische Kardioplegie und Myokardprotektion während der Ischaemiephase durch Nifedipin. Eine ultrastrukturell-morphometrische Studie. In: Just H, Tschirkov A, Schlosser V (Hrsg) Kalziumantagonisten zur Kardioplegie und Myokardprotektion in der offenen Herzchirurgie. Thieme, Stuttgart, S 154–164

258. Robb-Nicholson C, Currie WD, Wechsler AS (1978) Effects of verapamil on myocardial tolerance to ischemic arrest. Circulation [Suppl I] 58:119–123

259. Rocamora JM, Downing SE (1969) Preservation of ventricular function by adrenergic influences during metabolic acidosis in the cat. Circ Res 24:373–381

260. Rogers RM, Spear JE, Moore EN, Horowitz LH, Sonne JE (1973) Vulnerability of canine ventricle to fibrillation during hypoxia and respiratory acidosis. Chest 63:986–994

261. Rona G, Chappel CI, Balazs T, Caudry R (1958) An infarct-like myocardial lesion and other toxic manifestations produced by isoproterenol in the rat. Arch Pathol 67:443–455

262. Safar P (1981) Cardiopulmonary resuscitation. Saunders, Philadelphia

262a. Safar P (1983) Advances in cardiopulmonary – cerebral resuscitation. Panel discussion. In: Manni C, Magalini SI (eds) Emergency and Disaster Medicine. Springer, Berlin Heidelberg New York Tokyo

263. Sato M, Nagao T, Yamaguchi J, Nakajiama H, Kiyomoto A (1971) Pharmacological studies on a new 1,5-Benzothiazepine derivative (CRD-401) I. Cardiovascular actions. Arzneimittelforsch 21:1338–1343

264. Satter P (1982) Aktuelle Entwicklung in der Myokardprotektion. In: Just H, Tschirkov A, Schlosser V (Hrsg) Kalziumantagonisten zur Kardioplegie und Myokardprotektion in der offenen Herzchirurgie. Thieme, Stuttgart, S 4–14

265. Sefrin P, Skrobek W (1980) Qualifikation des Notarztes. Dtsch Med Wochenschr 105:666–669

266. Seifen E, Facke W, Alper MH (1964) Effect of Ca on isolated mammalian heart. Am J Physiol 207:716–720

267. Selwyn AP, Welman E, Fox K (1979) The effects of nifedipine and acute experimental myocardial ischemia and infarction in dogs. Circ Res 44:16–23

268. Shea MJ, Bush LR, Romson JL, Discvoll EM, Lucchesi BR (1982) The effect of diltiazem on coronary thrombosis in the conscious canine. Eur J Pharmacol 77:67–70

269. Sherman LG, Chang–Seng L, Boden WE, Hood WB (1981) The effect of verapamil on mechanical performance of acutely ischemic and reperfused myocardium in the conscious dog. Circ Res 48:224–232

270. Sialer S, McKenna DH, Corliss RJ, Rowe GR (1967) Systemic and coronary hemodynamic effects of intravenous administration of calcium chloride. Arch Int Pharmacodyn 169:177–184

270a. Siesjö BK (1981) Cell damage in the brain: a speculative synthesis. J Cereb Blood Flow Metabol 1:155–185

271. Simmons MA, Abdock EW, Bard H (1974) Hypernatremia and intracranial hemorrhage in neonates. N Engl J Med 291:6–10

272. Smith NTY, Corbascio AN (1966) Myocardial resistance to metabolic acidosis. Arch Surg 92:892

273. Smith HJ, Anthonisen NR (1965) Results of cardiac resuscitation in 245 patients. Lancet I:1027–1029

274. Smith HJ, Oriol A, Morch J, McGregor M (1967) Hemodynamic studies in cardiogenic shock: Treatment with isoproterenol and metaraminol. Circulation 35:1084–1091

275. Smith HJ, Singh BN, Nisbel HD, Norris RM (1975) Effects of verapamil on infarct size following experimental coronary occlusion. Cardiovasc Res 9:569–578

276. Sobel BE (1980) Cardiac and noncardiac forms of acute circulatory collapse (shock). In: Braunwald E (ed) Heart disease. Saunders, Philadelphia, pp 590–629

277. Sorenson MM, De Meis L (1977) Effects of anions, pH and magnesium on calcium accumulation and release by sarcoplasmatic retikulum vesicles. Biochim Biophys Acta 465:218–223

278. Spiekermann PG (1973) Überlebens- und Wiederbelebungszeit des Herzens. Anaesthesiologie und Wiederbelebung. Springer, Berlin Heidelberg New York

279. Sykes MK, Orr DS (1966) Cardio-pulmonary resuscitation. Anaesthesia 21:363

280. Szekeres L, Papp G (1975) Experimental cardiac arrhythmias. In: Schmier J, Eichler O,(Hrsg) Springer, Berlin Heidelberg New York (Handbuch der experimentellen Pharmakologie, Bd XVI/3, S 131–182)

281. Schaer H, Bachmann U (1974) Ionized calcium in acidosis: Differential effect of hypercapnic and lactic acidosis. Br J Anaesth 46:842–848

282. Schaer H (1974) Influence of respiratory and metabolic acidosis on epinephrine-inotropic effect in isolated guinea pig-atria. Pflügers Arch 347:297–307

283. Schaper J, Froede R, Hehrlein F (1982) Elektronenmikroskopische Befunde an intraoperativen menschlichen Myokardbiopsien. In: Just H, Tschirkow A, Schlosser V (Hrsg) Kalziumantagonismus zur Kardioplegie und Myokardprotektion in der offenen Herzchirurgie. Thieme, Stuttgart New York, S 173–184

284. Schulte-Sasse U, Heß W, Schweichel E, Tarnow J, Bruckner JB (1981) Wirkungen von Dobutamin und Noradrenalin auf den Systemkreislauf und die Sauerstoffversorgung des Myokards bei metabolischer Acidose. Anaesthesist 30:455–460

285. Schuster HP (1975) Akuter Kreislaufstillstand – Medikamentöse Therapie. In: Schölmerich P, Schuster HP, Schönborn H, Baum PP (Hrsg) Interne Intensivmedizin. Thieme, Stuttgart, S 116–119

286. Schuster HP (1979) Notfallmedizin. Enke, Stuttgart
287. Schwartz A (1982) Wirkungsmechanismus von Diltiazem zum Schutz des ischaemischen Myokards.
      In: Bender F, Greeff K (Hrsg) Calciumantagonisten zur Behandlung der Angina pectoris, Hyper-
      tonie und Arrhythmie. 1. Dilzem Symposium Kopenhagen. Excerpta Medica, Amsterdam Oxford
      Princeton, S 78–81
288. Stauch M (1977) Kreislaufstillstand und Wiederbelebung. Thieme, Stuttgart
288a. Steen PA, Newberg LA, Milde JH, Michenfelder JD (1983) Nimodipine improves cerebral blood
      flow and neurologic recovery after complete cerebral ischemia in the dog. J Cereb Blood Flow
      Metabol 3:38–43
289. Steenbergen C, Deleeuw G, Rich T, Williamson JR (1977) Effects of acidosis and ischemia on
      contractility and intracellular pH of rat-heart. Circ Res 41:849–858
290. Stephenson HE (1974) Cardiac arrest and resuscitation. Mosby, Saint Louis
291. Stewart JS (1964) Management of cardiac arrest with special reference to metabolic acidosis.
      Br J Med I:476–479
292. Stewart WK, Morgan HG, McGowan SW (1965) A clinical and experimental study of the electro-
      cardiographic changes in extreme acidosis and cardiac arrest. Br Heart J 27:490–497
293. Streisand RL, Gourin A, Stuckey JH (1971) Respiratory and metabolic alkalosis and myocardial
      contractility. J Thorac Cardiovasc Surg 62:431–435
294. Stoeckel H (1969) Ergebnisse kardiozirkulatorischer Wiederbelebung. Z Prakt Anästh 4:189–198
295. Stöcker L (1976) Narkose. Eine Einführung. Thieme, Stuttgart
296. Taira N (1979) Effects of diltiazem and other calcium-antagonist on cardiac functions and coronary
      blood flow as assessed in blood-perfused dog-heart preparations, vol 487 Excerpta Medica,
      Amsterdam, pp 91–105
297. Takeo S, Takenaka F (1977) Effects of diltiazem on high-energy phosphate contents reduced by
      isoproterenol in rat myocardium. Arch Int Pharmacodyn 228:205–212
298. Tarnow J, Brückner JB, Eberlein HJ, Gethmann JW, Hess W, Patschke D, Wilde J (1975) Blood pH
      and Pa CO_2 as chemical factors in myocardial blood flow control. Basic Res Cardiol 70:685–696
299. Taubert K (1976) Effects of digitalis and calcium on papillary muscles in normal and hypoxic
      states. Am J Physiol 231:66–72
300. Thandroyen FT, Higginson LM, Opie LH (1981) The interaction of calcium and cAMP and the
      relationship to ventricular vulnerability. Basic Res Cardiol 76:449–452
301. Thirteenth Bethesda Conference (1982) Emergency cardiac care. Am J Cardiol 50:365–419
302. Gestrichen
303. Thrower WB, Darby TD, Aldinger EE (1961) Acid-base derangements and myocardial contractility.
      Arch Surg 82:76–85
304. Todd MM, Chadwick HS, Shapiro HM, Dunlop BJ, Marshall LF, Dueck R (1982) The neurologic
      effects of thiopental therapy following experimental cardiac arrest in cats. Anesthesiology 57:76–86
305. Tonczar L (1982) Kardiopulmonale Wiederbelebung. Anaesthesiologie und Intensivmedizin, Bd 147.
      Springer, Berlin Heidelberg New York
306. Trump BF, Mergner WJ, Kahng MW, Saladino AJ (1976) Studies on the subcellular pathophysiology
      of ischemia. Circulation 53:17–29
307. Tschirkov A, Just H (1982) Verbesserte Myokardprotektion durch Optimierung der calciumanta-
      gonistischen Wirkung der kardioplegischen Lösung mittels Nifedipin-Zusatz. In: Just H, Tschirkov A,
      Schlosser V (Hrsg) Kalziumantagonisten zur Kardioplegie und Myokardprotektion in der offenen
      Herzchirurgie. Thieme, Stuttgart New York, S 94–133
308. Tsien RW (1976) Possible effects of hydrogen ions in ischemic myocardium. Circulation [3. Suppl I]
      53:14–16
309. Turnbull AD, Dobell ARC (1966) The effect of pH change on the ventricular fibrillation threshold.
      Surgery 60:1040–1043
310. Neuten JM van, Houte PM van (1980) Improvement of tissue perfusion with inhibiton of calcium
      ion influx. Biochem Pharmacol 29:479–481
311. Vatner SF, McRitchie RJ, Maroko PR, Patrick TA, Braunwald E (1974) Effects of catecholamines,
      exercise and nitroglycerine on the normal and ischemic myocardium in conscious dogs. J Clin
      Invest 54:563–575
312. Volpe J (1974) Neonatal intracranical hemorrhage-iatrogenic etiology? (editorial). N Engl J Med
      291:43–45

313. Voorhees WD, Babbs CF, Tacker WA (1980) Regional blood flow during cardiopulmonary resuscitation in dogs. Crit Care Med 8:134–136

314. Vouhé PR, Hélias J, Grandin CM (1982) Myocardial protection through cold cardioplegia with potassium or diltiazem. Circulation 65:1078–1085

315. Walter E (1975) Biomathematik für Mediziner. Teubner, Stuttgart

316. Walker GL, Williamson PM, Ravich RB (1980) Hypercalcemia associated with cerebral vasopasm causing infarction. J Neurol Neurosurg Psychiatry 43:464–467

317. Wang H, Katz RL (1965) Effect of change in coronary blood pH on the heart. Circ Res 17:114–122

318. Warltier DC, Meils CM, Gross GJ, Brooks HL (1981) Blood flow in normal and acutely ischemic myocardium after verapamil, diltiazem and nisoldipine (Bay K 5552), a new dihydropyridine calcium antagonist. J Pharmacol Exp Ther 218:296–302

319. Weil H (1981) Iatrogenic alkalosis in CPR. Emerg Med 13:123

320. Weishaar R, Bing RJ (1980) The beneficial effect of a calcium channel blocker diltiazem, on the ischemic-reperfused heart. J Mol Cell Cardiol 12:993–1009

321. Wendling MG, Eckstein JW, Abboud FM (1967) Cardiovascular responses to carbon dioxide before and after adrenergic blockade. J Appl Physiol 22:223–226

322. Wheeler AS, Sadri S, Gutsche BB (1979) Intracranial hemorrhage following intravenous administration of sodium bicarbonate or saline solution in the newborn lamb asphyxiated in utero. Anesthesiology 51:517–521

323. White BC, Petinga TY, Hoehner PJ (1979) Incidence, etiology and outcome of pulseless idioventricular rhythm treated with dexamethasone during advanced CPR. JACEP 8:188–193

324. White BC, Gadzinski DS, Hoehner PJ, Krome C, Hoehner T, White JD, Trombley JH (1982) Effect of flunarizine on canine cerebral cortical blood flow and vascular resistance post cardiac arrest. Ann Emerg Med 11:119–126

324a. White BC, Winegar CD, Wilson RF, Hoehner PJ, Trombley JH (1983) Possible role of calcium blockers in cerebral resuscitation: a review of the literature and synthesis for future studies. Crit Care Med 11:202–207

325. Wiedemann K (1979) Gehirnstoffwechsel in Hypotension und Hypoxämie. Thieme, Stuttgart

326. Wildenthal K, Mierzwiak DS, Myers RW, Mitchell JH (1968) Effects of acute lactic acidosis on left ventricular performance. Am J Physiol 214:1352–1359

327. Williams EM, Whyte JM (1966) Chemosensitivity of cardiac muscle. J Physiol (Lond) 189:119–137

328. Williamson JR, Safer B, Rich T, Schaffer S, Kobajashi K (1975) Effects of acidosis on myocardial contractility and metabolism. Acta Med Scand [Suppl] 587:95–112

329. Williamson JR, Schaffer SW, Ford C, Safer B (1976) Contribution of tissue acidosis to ischemic injury in the perfused rat heart. Circulation [Suppl I] 53:3–14

330. Wilson RF, Gibson D, Percinel AK, Ali MA, Baker G, Leblang LP, Lucas C (1972) Severe alkalosis in critically ill surgical patients. Arch Surg 105:197–202

331. Wood DR (1961) Pharmacological considerations in cardiovascular resuscitation. Br J Anaesth 33:490–497

332. Wood WB, Manley ES, Woodbury RA (1963) The effects of CO_2-induced respiratory acidosis on the depressor and pressor components of the dog's blood pressure response to epinephrine. J Pharmacol Exp Ther 139:238–247

333. Wright BD (1969) Respiratory alkalosis, hypocalcemia, and repeated ventricular fibrillation associated with mechanical ventilation. Anesth Analg (Cleve) 48:467–473

334. Yabe Y, Abe H, Yoshimura S et al. (1979) Effects of diltiazem on coronary hemodynamics and its clinical significance. Jpn Heart J 20:83–93

335. Yakaitis RW, Thomas JD, Mahaffey JE (1975) Influence of pH and hypoxia on the success of defibrillation. Crit Care Med 3:139–142

336. Yakaitis RW, Otto CW, Blitt CD (1979) Relative importance of α- and β-adrenergic receptors during resuscitation. Crit Care Med 7:293–296

337. Yakaitis RW, Ewy GA, Otto CW, Taren DL, Moon TE (1980) Influence of time and therapy on ventricular defibrillation in dogs. Crit Care Med 8:157–163

338. Younossi K, Rüdiger HJ, Haap KP, Antoni H (1973) Untersuchungen über die Flimmerschwelle des isolierten Meerschweinchenherzens für Gleichstrom und sinusförmigen Wechselstrom. Basic Res Cardiol 69:551–568

339. Zamanis A, Verdetti J, de Leivis J (1982) Reduction of ischemia-induced myocardial necrosis in

the rat with permanent coronary artery occlusion under the effect of diltiazem. J Mol Cell Cardiol
14:53–62

340. Zelis R, Flaim SF (1982) Mechanismus der Calciumantagonisten: Glatte Muskulatur. In: Bender F,
Greeff K (Hrsg) Calciumantagonisten zur Behandlung der Angina pectoris, Hypertonie und Arrhyth-
mie. 1. Dilzem Symposium Kopenhagen. Excerpta Medica, Amsterdam Oxford Princeton,
S 167–176

341. Zimmermann ANE, Daems W, Hulsmann WC, Synder J, Wisse E, Durrer D (1967) Morphological
changes of heart muscle caused by successive perfusion with calcium-free and calcium containing
solutions (calcium paradox). Cardiovasc Res 1:201–209

342. Zoll PM (1971) Rational use of drugs for cardiac arrest and after cardiac resuscitation. Am J Cardiol
27:645–649

Anaesthesiologie und Intensivmedizin

Anaesthesiology and
Intensive Care Medicine

vormals „Anaesthesiologie und Wiederbelebung"
begründet von R. Frey, F. Kern und O. Mayrhofer

Herausgeber: H. Bergmann (Schriftleiter)
J. B. Brückner, M. Gemperle, W. F. Henschel,
O. Mayrhofer, K. Peter

Beiträge des Zentraleuropäischen Anaesthesie-
kongresses 1979
Band 139
Prae- und postoperativer Verlauf Allgemeinanaesthesie
Band 1
ZAK Innsbruck 1979: Begrüßungsansprachen, Fest-
vortrag. Panel III: Präoperative Anaesthesieambulanz.
Freie Themen: Allgemeinanaesthesie, Postoperative
Nachsorge. Panel V: Anaesthesieletalität
Herausgeber: B. Haid, G. Mitterschiffthaler
1981. 106 Abbildungen, 86 Tabellen.
XXXIII, 225 Seiten (40 Seiten in Englisch)
DM 98,-. ISBN 3-540-10942-0

Band 140
Regionalanaesthesie Perinatologie Elektrostimulationsanalgesie
Band 2
ZAK Innsbruck 1979: Hauptthema I: Regional-
anaesthesie. Freie Themen: Elektrostimulations-
analgesie. Panel II: Perinatalperiode
Herausgeber: B. Haid, G. Mitterschiffthaler
1981. 134 Abbildungen, 51 Tabellen. XI, 218 Seiten
DM 85,-. ISBN 3-540-10943-9

Band 141
Experimentelle Anaesthesie – Monitoring – Immunologie
Band 3
ZAK Innsbruck 1979: Freie Themen: Experimentelle
und klinisch-experimentelle Anaesthesie, Technik
und Monitoring, Anaesthesie und EEG. Panel I:
Immunologische Aspekte. Freie Themen:
Immunologie
Herausgeber: B. Haid, G. Mitterschiffthaler
1981. 183 Abbildungen, 32 Tabellen
XIII, 252 Seiten (7 Seiten in Englisch)
DM 98,-. ISBN 3-540-10944-7

Band 142
Herz Kreislauf Atmung
Band 4
ZAK Innsbruck 1979: Freie Themen: Kontrollierte
Blutdrucksenkung, Anaesthesie bei Cardiochirurgie,
Haemodynamik, Atmung
Herausgeber: B. Haid, G. Mitterschiffthaler
1981. 263 Abbildungen, 51 Tabellen. XIV, 335 Seiten
DM 128,-. ISBN 3-540-10945-5

Band 143
Intensivmedizin – Notfallmedizin
Band 5
ZAK Innsbruck 1979: Hauptthema II: Anaesthesie
und Notfallmedizin. Hauptthema III: Grenzen der
Intensivmedizin. Freie Themen: Intensivmedizin,
Parenterale Ernährung und Volumenersatz, Säure-
Basen-Haushalt
Herausgeber: B. Haid, G. Mitterschiffthaler
1981. 269 Abbildungen, 95 Tabellen. XV, 373 Seiten
(13 Seiten in Englisch)
DM 148,-. ISBN 3-540-10946-3

Band 144
Spinal Opiate Analgesia
Experimental and Clinical Studies
Editors: T. L. Yaksh, H. Müller
1982. 55 figures, 54 tables. XII, 147 pages
DM 68,-. ISBN 3-540-11036-4

Band 145
J. Beyer, K. Messmer
Organdurchblutung und Sauerstoffversorgung bei PEEP
Tierexperimentelle Untersuchungen zur regionalen
Organdurchblutung und lokalen Sauerstoffversorgung
bei Beatmung mit positiv-endexspiratorischem Druck
1982. 17 Abbildungen, 18 Tabellen. X, 84 Seiten
DM 54,-. ISBN 3-540-11220-0

Band 147
L. Tonczar
Kardiopulmonale Wiederbelebung
1982. 44 Abbildungen, 15 Tabellen. 160 Seiten
DM 58,-. ISBN 3-540-11760-1

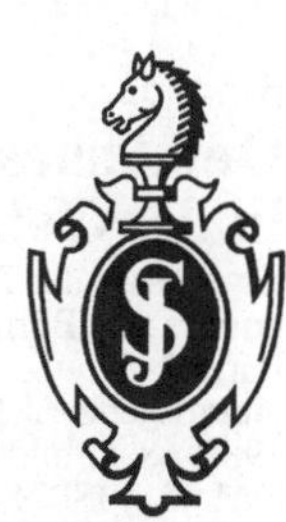

Springer-Verlag
Berlin
Heidelberg
New York
Tokyo

Anaesthesiologie und Intensivmedizin

Anaesthesiology and
Intensive Care Medicine

vormals „Anaesthesiologie und Wiederbelebung"
begründet von R. Frey, F. Kern und O. Mayrhofer

Herausgeber: H. Bergmann (Schriftleiter),
J. B. Brückner, M. Gemperle, W. F. Henschel, O. Mayrhofer, K. Peter

Band 148

Regionalanaesthesie

Ergebnisse des Zentraleuropäischen Anaesthesie-
kongresses Berlin 1981
Band 1
Herausgeber: J. B. Brückner
1982. 125 Abbildungen, 43 Tabellen. XIII, 215 Seiten
DM 83,-. ISBN 3-540-11744-X

Band 149

Inhalationsanaesthesie heute und morgen

Herausgeber: K. Peter, F. Jesch
Übersetzungen aus dem Englischen
von E. Mertens-Feldbausch
1982. 126 Abbildungen, 19 Tabellen. XII, 276 Seiten
DM 42,-. ISBN 3-540-11756-3

Band 150

Inhalation Anaesthesia Today and Tomorrow

Editors: K. Peter, F. Jesch
1982. 126 figures. 272 pages
DM 76,-. ISBN 3-540-11757-1

Band 151
H. Marquort

Kontraktionsdynamik des Herzens unter Anaesthetika und Beta-Blockade

Tierexperimentelle Untersuchungen
1983. 137 Abbildungen, 34 Tabellen
XVI, 202 Seiten
DM 62,-. ISBN 3-540-11745-8

Band 152

Der Anaesthesist in der Geburtshilfe

Ergebnisse des Zentraleuropäischen Anaesthesie-
kongresses, Berlin 1981
Band 2
Herausgeber: J. B. Brückner
1982. 68 Abbildungen, 19 Tabellen. X, 184 Seiten
DM 42,-. ISBN 3-540-11831-4

Band 153

Schmerzbehandlung – Epidurale Opiatanalgesie

Ergebnisse des Zentraleuropäischen Anaesthesie-
kongresses Berlin 1981
Band 3
Herausgeber: J. B. Brückner
1982. 90 Abbildungen, 50 Tabellen.
XII, 194 Seiten (24 Seiten in Englisch)
DM 68,-. ISBN 3-540-11830-6

Band 154
R. Larsen

Kontrollierte Hypotension

Durchblutung und Sauerstoffverbrauch des Gehirns
und des Herzens
1983. 20 Abbildungen, 19 Tabellen. VII, 88 Seiten
DM 35,-. ISBN 3-540-11921-3

Band 155
K. Inoue

Vagaler Herztonus und Herzfrequenz unter dem Einfluß von Injektionsanaesthetika

Eine Studie an narkotisierten Katzen
1983. 11 Abbildungen, 3 Tabellen. IX, 39 Seiten
DM 24,-. ISBN 3-540-12031-9

Band 156

Hämodynamisches Monitoring

Workshop Erbach 14. Mai 1982
Herausgeber: F. Jesch, K. Peter
1983. 97 Abbildungen, 20 Tabellen. VI, 170 Seiten
ISBN 3-540-12093-9

Band 157

Kinderanaesthesie

Prämedikation – Narkoseausleitung
Ergebnisse des Zentraleuropäischen Anaesthesie-
kongresses Berlin 1981
Band 4
Herausgeber: J. B. Brückner
1983. 162 Abbildungen, 75 Tabellen. XIII, 275 Seiten
DM 108,-. ISBN 3-540-12153-6

Band 158

Neue Aspekte in der Regionalanästhesie 3

Plexus-, Epiduralanaesthesie: Technik und Komplika-
tionen
Opiate epidural/intrathekal
Herausgeber: H. J. Wüst, M. D'Arcy Stanton-Hicks,
M. Zindler
1983. 111 Abbildungen, 65 Tabellen. Etwa 250 Seiten.
DM 98,-. ISBN 3-540-13023-3

Springer-Verlag
Berlin Heidelberg
New York Tokyo